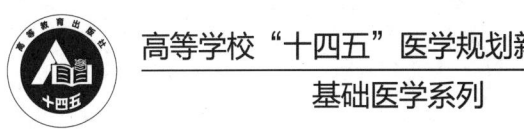
高等学校"十四五"医学规划新形态教材
基础医学系列

U0494479

（供临床、基础、预防、护理、检验、口腔、药学等专业用）

医学形态学实验

（病理学分册）

Yixue Xingtaixue Shiyan

（第3版）

主　编　曾思恩　林　洁
副主编　郑锦花　毛峥嵘　王晓晖
编　者（按姓氏拼音排序）

崔　静（新乡医学院）	邓超男（贵州医科大学）
杜　江（中国医科大学）	高爱社（河南中医药大学）
靳晓飞（河北中医药大学）	李艳茹（吉林大学）
李运干（桂林医学院）	林　洁（南方医科大学）
刘　沨（兰州大学）	陆竞艳（桂林医学院）
毛峥嵘（浙江大学）	倪　琦（广西卫生职业技术学院）
欧海玲（广西中医药大学）	彭慧琴（浙江大学）
蒲文静（甘肃医学院）	裘　莹（清华大学）
王　丽（山西医科大学）	王丽辉（暨南大学）
王绍清（齐齐哈尔医学院）	王晓晖（山西医科大学）
韦花媚（右江民族医学院附属医院）	徐洪海（安徽医科大学第一附属医院）
许　宁（南京医科大学）	杨丽娟（昆明医科大学）
曾思恩（桂林医学院）	张泽兵（青岛滨海学院）
郑锦花（桂林医学院）	周　蕊（南方医科大学）
邹振宁（广东医科大学）	

中国教育出版传媒集团
高等教育出版社·北京

内容提要

本教材包括病理总论实验、系统疾病病理实验、传染病和寄生虫病实验及临床病理应用。在 2 版基础上，编写团队对教材部分章节知识点进行了更新，在每个实验后增加测试题目，便于学生进行学习效果评价和测试练习。全书采用纸质内容与数字资源一体化设计，数字课程涵盖了三维交互式病理标本和典型病变图片、微视频、测试练习、教学 PPT、学习指导等学习资源，帮助学生提升教学效果。

本书适用于高等学校临床、基础、预防、护理、检验、口腔、药学等专业学生，也是学生参加执业医师资格考试的必备书，还可供临床医务工作者和医学研究人员参考使用。

图书在版编目（CIP）数据

医学形态学实验 . 病理学分册 / 曾思恩，林洁主编 . ——3 版 . -- 北京 : 高等教育出版社，2024. 12. -- ISBN 978-7-04-063362-7

Ⅰ. R32-33；R36-33

中国国家版本馆 CIP 数据核字第 2024NU9176 号

策划编辑 尹 璐　　责任编辑 尹 璐　　封面设计 马天驰　　责任印制 刘弘远

出版发行	高等教育出版社	网　址	http://www.hep.edu.cn
社　址	北京市西城区德外大街4号		http://www.hep.com.cn
邮政编码	100120	网上订购	http://www.hepmall.com.cn
印　刷	北京宏伟双华印刷有限公司		http://www.hepmall.com
开　本	889mm×1194mm　1/16		http://www.hepmall.cn
印　张	7.5	版　次	2014 年 8 月第 1 版
字　数	200 千字		2024 年 12 月第 3 版
购书热线	010-58581118	印　次	2024 年 12 月第 1 次印刷
咨询电话	400-810-0598	定　价	26.80元

新形态教材·数字课程（基础版）

医学形态学实验
（病理学分册）

（第3版）

主编 曾思恩 林 洁

新形态教材网
Abooks

关于我们 | 联系我们　　　　登录/注册

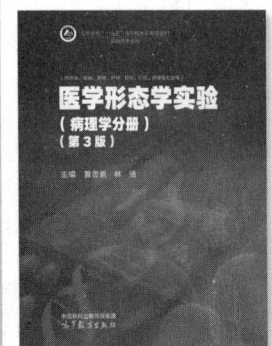

医学形态学实验（病理学分册）（第3版）

曾思恩 林洁

开始学习　　　收藏

医学形态学实验（病理学分册）（第3版）数字课程与纸质内容一体化设计，紧密配合。数字资源包括图片、微视频、自测题、教学PPT等，丰富了知识的呈现形式，在提升学习效果的同时，为读者提供思维与探索的空间。

http://abooks.hep.com.cn/63362

"医学形态学实验（病理学分册）第3版"数字课程编委会

（按姓氏拼音排序）

安莉英（桂林医学院）

金美华（桂林医学院）

林　静（桂林医学院）

陆竞艳（桂林医学院）

毛峥嵘（浙江大学）

齐旻芳（桂林医学院）

田　佳（桂林医学院）

王晓晖（山西医科大学）

魏亚敏（桂林医学院）

杨丽娟（昆明医科大学）

张　伟（浙江大学）

郑　翔（桂林医学院）

付海晓（桂林医学院）

梁　路（桂林医学院）

刘　甜（桂林医学院）

马丽琴（浙江大学）

彭慧琴（浙江大学）

茹泽园（桂林医学院）

王绍清（齐齐哈尔医学院）

危晓莉（浙江大学）

阳玉中（桂林医学院）

曾思恩（桂林医学院）

郑锦花（桂林医学院）

前　言

　　《医学形态学实验（病理学分册）》作为医学形态学实验教学的重要组成部分，旨在通过线上线下、虚实结合的教学手段，对人体各系统和器官的典型疾病形态学病理改变进行系统的实验教学，帮助学生在深入理解和记忆病理学知识的基础上，应用病理形态学的观察方法和实验技能，进行临床思维能力的构建和训练，培养医学生对病变的观察、描述和分析的能力。

　　教材背景：本教材是在前两版教材应用的基础上，顺应现代医学数智化教学和教育教学改革发展要求，遵循病理学实验教学的基本要求，结合病理形态学实验教学特点，由20余所高等医学院校有教学经验的病理学教师和专家共同编写。

　　编写目的：在病理学实验教学的内容、实施流程、考核评价等方面形成共识，同时解决病理学实验教学存在的标本相对不足或疾病教学标本不典型的问题。以学生为中心，为学生自主学习提供有效的学习资源和学习引导，以问题为导向，学会对病变器官或组织的观察及分析，注重学生临床思维能力的培养和训练，也为各医学院校构建良好的教学交流和资源共享平台。

　　教材内容：本教材包括病理总论实验、系统疾病病理实验、传染病和寄生虫病实验及临床病理应用等部分。

　　教材结构：采用纸质教材＋数字课程＋新质仿真标本，实现线上线下、虚实结合的资源体系，其中数字课程包括图片、微视频、自测题、教学PPT等板块。

　　教材特色：①临床问题导向：以临床病例为主，引导学生通过对大体标本和切片标本的学习和观察，加深对疾病病理改变与临床症状体征之间关系的理解，建立临床思维。②教学资源丰富：教材中编排丰富的大体标本和组织切片图片，并配备数字三维交互式立体标本和数字切片标本，线下提供新质仿真标本实现虚实结合。③以学生为中心：为学生学习提供指导和途径，可实时进行学习评价和自我测试和及时反馈。

　　《医学形态学实验（病理学分册）》自2015年出版后，得到越来越多医学院校的认可，第3版的主编和编委作了调整，特别感谢阮永华教授对本教材的贡献。通过对教材的使用，编委们对病理形态学实验的教学内容、教学流程、考核评价已达成共识，在数智化教学手段和教学资源建设上也不断改进和创新，新质仿真标本的应用是本教材的初步尝试，希望该实验教材对病理形态学实验的教与学更具指导意义和实用价值，期待本教材能为更多医学院校师生提供优质的教学资源，为培养优秀的医学人才作出贡献。

曾思恩　林洁

2024年9月

目　录

绪论

关键词

病理学　　基本知识　　基本技能　　学习方法　　数字资源

将病理学理论知识与具体临床病例、标本相结合，培养医学生运用所学知识对疾病产生的症状、体征与机体形态学改变之间的关系进行分析、思考和判断的能力，是病理学实验的重要内容。充分利用学习资源，建立自主学习环境，在标本观察、描述，疾病病理诊断等方面进行训练，有助于实现医学生的培养目标。

病理学实验课是病理学教学过程中的一个重要组成部分，主要通过对大体标本和切片标本的形态学观察和认知，巩固、理解和掌握病理学的基本理论和基本知识，同时训练学生对疾病病变的大体改变和显微镜下细胞学改变的观察能力与描述能力，培养正确的临床思维能力和综合分析问题、解决问题的能力。在学习过程中，还可通过小组讨论学习、在线交流学习等方式，培养学生自主学习的能力。

一、病理学实验的知识和能力要求

1. 通过对实验内容的学习，加深对病理学理论知识的认知和掌握，加强知识运用能力的培养。

2. 学生通过对大体标本和切片标本形态学改变的观察，掌握基本的观察方法及疾病病理变化的特点，培养对疾病状态下组织和器官形态变化的观察能力与表述能力。观察标本时要求细致、全面、准确。语言表述要简短、清晰、准确。分析临床病理变化和推理要有依据。

3. 疾病的发生和发展是一个动态过程，疾病的发生往往会表现在具体的组织或器官的形态学改变上。病理标本是疾病的静止阶段，在学习时要求学生具有一定医学逻辑思维和空间想象力，要注意处理好以下几个关系：①动与静的联系：把片段的、静止的标本与该病变在人体内动态的发生、发展及结局的过程联系起来，加深对理论的认识。②宏观与微观的联系：思考从大体标本的病变出发联系到切片中会出现什么改变，或从切片标本出发联系到大体标本会出现什么病变。从宏观到微观或从微观到宏观更扎实地掌握病变。③各病变间的联系：有两种以上病变的标本，应分析判定各种病变间有无联系，是同一病理过程的病变组合，还是互无关系的不同疾病。

4. 疾病状态下，形态学改变也会引起相应的功能学改变，患者出现的症状和体征等临床表现往往与形态学改变有内在联系，学生在学习时需要从标本的病变出发，主动联系该患者会出现哪些功能变化，临床有哪些表现，以训练和提高临床分析问题的能力。

5. 病理学涉及基础和临床诸多学科，与人体解剖学、组织学与胚胎学、病原生物学、诊断学、外科学等学科的知识相关。学习时除必要的预习外，还需学会学习相关知识，以适应临床工作需要。

6. 临床病例讨论是提高临床诊疗水平的重要手段，病理实验课通过模拟临床病例，训练学生的临床思维能力和逻辑推理能力，其中小组的协作和交流能力是培养和训练的主要内容。

二、病理学实验内容与学习方法

1. 大体标本观察及描述和诊断

病理标本为手术切除或尸体解剖获得的病变器官或组织的固定后标本和数字化处理标本，标本通常用 10% 中性甲醛固定。固定后的标本上皮组织呈灰白色，血液呈暗黑褐色。数字化处理后的标本具备放大、缩小、旋转功能，键盘或鼠标操作简便，点击按键可显示标本的诊断、诊断依据、病变部位指示和标尺等内容。

病理学实验要求学生运用所学的知识，培养和训练对病变标本的观察能力、描述能力及综合分析后进行诊断的能力。学生对标本进行全面、细致的观察后，对器官和组织的病变特征进行描述，在综合分析后做出正确的病理诊断。

（1）大体标本观察：首先判定是何种组织、器官，然后从外向内、从上到下按一定顺序观察器官的体积、形状、颜色、硬度、表面及切面等，判定有无病变，综合分析做出病理诊断。观察一般包括：①体积：病变器官与正常相比有无增大、缩小，一般实质器官体积增大时被膜紧张，缩小时被膜皱缩。②形状：病变组织或器官的外观形状。部分切除的，应有具体大小描述；有新生物或病变的，要描述具体形态。③颜色、光泽：灰黄、灰白且正常纹理消失常为坏死，暗红且成片常为淤血或出血。④表面：是否光滑，被膜有无渗出物或增厚；血管有无扩张、充血；被膜剥离难易程度。⑤切面：结构、颜色和质地有无改变，空腔脏器有无内容物，腔有无扩张或缩小。⑥病灶的情况：发现局限性病灶时，注意观察病灶的部位、分布、数目、形状、大小、颜色、质地、有无包膜及其与周围组织的关系等。

（2）描述和诊断：按照观察方法和要点，对观察标本进行描述，要求语言精练、准确。根据所见病变特点，结合理论知识做出病理诊断。病理诊断的书写方法为：器官或组织名称加病变或疾病名称，如脑梗死、子宫平滑肌瘤、骨结核、皮肤溃疡等。

2. 组织切片的观察及描述和诊断

组织切片是组织经固定、脱水、石蜡包埋、组织切片、染色等过程制作而成的。一般用苏木精 – 伊红（hematoxylin-eosin，HE）染色，细胞核呈蓝色，细胞质呈粉红色。数字化组织切片标本具备放大、缩小等模拟显微镜功能，有整张切片图像和典型病变部位图像指示、病理诊断和诊断依据。组织切片观察是判断细胞组织形态变化的主要方法。

（1）肉眼观察：初步判定是什么组织或器官。对切片的密度、颜色分布有总体了解，便于全面观察。

（2）低倍镜观察：实质器官一般由外（被膜侧）向内，空腔脏器由内向外逐层观察。观察每层时应从一端开始，按从左到右或从上到下的顺序进行全面观察。通过观察确认是何器官或组织，找出病变部位，确定病变范围与周围组织间的关系。

（3）高倍镜观察：仔细观察病变部位的微细结构和细胞特点。并观察非主要病变部位有无改变及改变的特点。

（4）描述和诊断：综合分析所见病变特点，按顺序进行描述，并做出病理诊断。

3. 尸检病例学习和临床病理讨论

从临床获取实际病例或尸检病例，按系统有针对性地提供给学生学习。学生根据病例中提供的文字资料、图像资料和实验室资料，利用所学知识进行分析判断，得出最终诊断并列出诊断依据。运用所学的病理学知识和相关学科知识，在教师指导下分析典型的临床病例、尸检病例，通过资料查询、小组讨论和交流，达到理论联系实际、加深对所学知识理解的目的，培养自主学习、综合分析问题和解决问题的能力。小组讨论要求学生能根据临床病例和大体及切片所见病理变化，结合临床表现，做出主要病理诊断，分析病变的发生、发展过程及主要病变间的联系，分析病变和主要临床表现间的联系，得出患者所患主要疾病或导致死亡的主要原因。

在病理学实验中通过现场或视频录像，提供尸体解剖观摩和实践，让学生参观和了解临床病理取材、制片、染色、诊断全过程，并提供一定的实践机会，让学生了解临床病理诊断在医院工作中的重要性和病理诊断过程。

4. 数字课程辅助学习

网络平台提供的数字课程是辅助病理学学习的重要手段，配合教学内容，数字课程会提供更多的教学资源。学习过程中，学生要充分利用数字资源进行学习，学会自主学习，利用数字课程提供的自测题，检查自主学习的效果，以帮助自身掌握和理解相关知识。

5. 病理学实验作业练习及书写病理、尸检报告

本教材中，实验作业的形式有填空、问答、描述病变、绘图、选择等。其中填空、问答主要起引导作用；描述病变要求全面准确、突出重点、文字简练、条理清楚；绘图要求学生融合自己对知识的理解和实际观察，具有巩固学习知识、训练图示标记、记录学习过程及检查学习效果的作用；选择部分精选临床病例，考察学生对病理学知识的实际应用能力。

书写病理、尸检报告有助于学生今后的病历书写和记录，培养学生观察、认识病变特点和文字表达能力，加深对重点内容的理解，同时为教师了解学生对病理知识的掌握情况，及时发现和解决教学中存在的问题提供依据。

三、数字课程资源使用

本教材采用纸质教材与数字课程相结合的模式。数字课程资源主要包括三维大体标本、扫描数字切片、微视频、自测题、教学 PPT 等内容。数字课程提供的数字化标本作为临床医学生病理学习阶段主要掌握的内容，由各位编者精心筛选，并作为病理学实验基本教学要求列出。学生可通过大体标本观察、切片观察与数字课程资源学习相结合，多途径获取病理学知识，提高学习效果。

（李艳茹　裴　莹）

思考题

1. 临床医学生需要掌握哪些基本知识和基本技能才能学习病理学实验？
2. 疾病的病理诊断包括大体标本的描述和组织切片标本的描述，请结合实验课内容进行描述规律的总结。

数字课程学习……

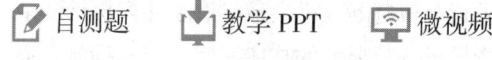

📝 自测题　　⬇ 教学 PPT　　📶 微视频

第一章
细胞与组织的适应、损伤及修复

关键词

萎缩　　细胞水肿　　脂肪变性　　凝固性坏死　　肉芽组织

细胞与组织的适应、损伤及修复是大多数疾病发生发展过程中的基础性病理变化。不同的疾病有不同的适应、损伤及修复变化，但各种变化又有着某些共同规律，了解这些共同规律，对认识和掌握疾病的本质、发生发展过程及防治均有重要意义。本章着重介绍人体疾病或病理过程中最基本的病理变化及针对这些病变机体所做出的相应反应。机体常表现为细胞与组织的萎缩、肥大、增生、化生等适应性改变，可逆性和不可逆性损伤，以及应对损伤改变而发生的修复过程。医学生在病理学学习阶段，应掌握细胞与组织的适应、变性、坏死、修复的常见类型及病理变化特征。学会对病变组织和器官进行形态学的观察、描述，并结合病变特点给出初步病理诊断，在此过程中逐步建立与临床病理相联系的临床思维能力，为后续临床课程的学习和工作的开展奠定理论及实践基础。

一、目的与要求

1. 陈述萎缩、肥大、增生、化生、变性、坏死、坏疽、凋亡、机化、肉芽组织、再生、修复等的概念和病理形态特征，列举萎缩的类型。归纳细胞与组织变性的常见类型及形态特征、细胞坏死的基本病变、类型及形态特征，分析坏死的结局。描述肉芽组织的组成、形态特征及作用，推演其结局。比较各种组织的再生能力、识别创伤愈合的类型。分析各种组织的再生过程及影响创伤愈合的因素。

2. 应用病理学大体标本和组织切片标本的观察方法，学会分析组织学改变与器官大体标本在大小、形状、颜色、质地等改变之间的联系，建立将病理变化与临床症状、体征变化进行联系的临床思维能力。

二、实验内容

细胞与组织的适应、损伤及修复的大体标本及组织切片标本目录见表 1-1。

表 1-1　细胞与组织的适应、损伤及修复的大体标本及组织切片标本

分类	大体标本		组织切片标本	
适应				
萎缩	1-1	肾盂积水		
	1-2	颗粒性固缩肾		
肥大	1-3	心脏肥大		
变性				
细胞水肿	1-4	肾细胞水肿		
	1-5	肝细胞水肿	1-1q	肝细胞水肿
脂肪变性	1-6	肝脂肪变性	1-2q	肝脂肪变性
玻璃样变	1-7	胸膜玻璃样变		
坏死				
凝固性坏死	1-8	脾凝固性坏死	1-3q	肾凝固性坏死
液化性坏死	1-9	脑液化性坏死		
干酪样坏死	1-10	肾干酪样坏死	1-4q	淋巴结干酪样坏死
坏疽	1-11	足干性坏疽		
	1-12	肠湿性坏疽		
	1-13	坏疽性阑尾炎		
修复				
肉芽组织			1-5q	肉芽组织

三、标本观察与学习指导

（一）大体标本

1. 肾盂积水（hydronephrosis）（图 1-1）

病史摘要：男性，35 岁。反复发作性右下腹绞痛 4 年。尿常规检查：红细胞（++）。X 线平片示：右输尿管上段有一类圆形致密影，肾体积增大，肾盂扩张、积水。

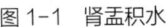

图 1-1 肾盂积水

观察要点：标本外观、体积和表面有哪些特点？肾实质有哪些改变？可从肾的大小、形状、表面、切面顺序观察。长期持续压迫能引起局部细胞和组织的萎缩，结石和上尿路梗阻致肾盂积水，造成肾实质压迫。思考：肾盂积水的病因是什么？该病变肾体积增大，为何仍称为萎缩？属于哪种类型的萎缩？

ⓔ图 1-1
肾盂积水

2. 颗粒性固缩肾（granular atrophy of kidney）（图 1-2）

病史摘要：男性，40 岁。患肾小球肾炎 20 余年，治疗效果不理想，长期蛋白尿，肾功能逐渐减退，近几年出现尿量增多及夜尿，近 1 年来尿量逐渐减少，出现肾功能不全和尿毒症症状，因肾衰竭死亡。

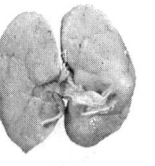

图 1-2 颗粒性固缩肾

观察要点：肾体积缩小和表面细颗粒状改变是重要特征，肾的质量、质地和被膜有哪些相应的改变。按照从表面到切面的顺序观察，描述器官表面及切面皮质、肾盂及肾盂周围组织的改变。观察切断的小动脉有何特点。结合镜下改变，了解表面细颗粒状改变的成因。

ⓔ图 1-2
颗粒性固缩肾

3. 心脏肥大（cardiac hypertrophy）（图 1-3）

病史摘要：女性，65 岁。反复头痛、头晕，情绪激动及工作紧张时加重，确诊"高血压"30 余年。近 1 年来常感到心悸、胸闷，半月前出现呼吸困难和下肢水肿，患者因肺部感染死亡。

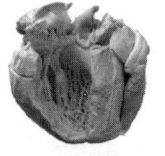

图 1-3 心脏肥大

观察要点：心脏外观体积和心肌厚度的变化。判断离体心脏的大小改变可从心脏表面血管及被膜紧张程度进行观察，并以此推断质量改变（正常 250～350 g）。切面观察要注意瓣膜的周径和瓣膜下 1 cm 处心肌的厚度（正常 <1.2 cm），同时注意乳头肌和肉柱的改变。

ⓔ图 1-3
心脏肥大

4. 肾细胞水肿（hydropic degeneration of kidney）（图 1-4）

观察要点：肾的体积改变、表面特征和外观颜色变化。肾体积改变与被膜（紧张／皱缩）关系密切，表面的颜色、平滑与否、有无光泽（通常的描述用语有光滑／粗糙、透明／混浊）也与病变特点有关；肾切面观察要注意皮质和髓质的厚薄、分界是否清晰，恰当的描述对临床正确判定病变特征有帮助。注意：当新鲜实质器官标本切开后，如果器官内部张力较大，会引起被膜外翻（即切面隆起，边缘外翻），如果固定后再切开，切面则较平滑。

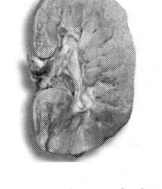

图 1-4 肾细胞水肿

ⓔ图 1-4
肾细胞水肿

5. 肝水样变性（hydropic degeneration of liver）（图 1-5）

病史摘要：男性，35 岁。右上腹疼痛、食欲下降、恶心 2 周。体格检查：肝于右肋下 2 cm 可触及。肝功能检查：丙氨酸氨基转移酶（ALT）升高。

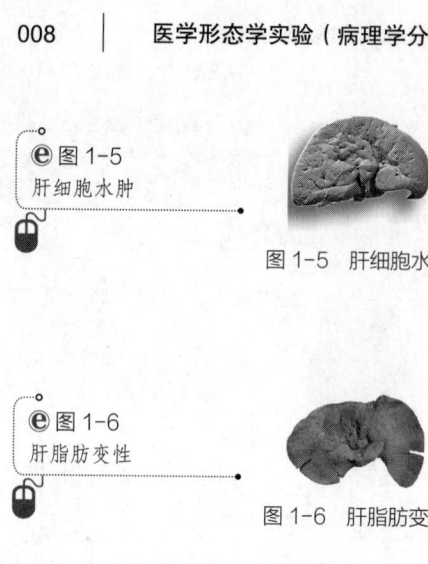

ⓔ 图 1-5
肝细胞水肿

图 1-5　肝细胞水肿

肝的正常解剖：肝分为左叶和右叶，切面呈暗红色（固定后为灰褐色），表面光滑，成人肝平均体积 24 cm × 11 cm × 9 cm，正常肋下不能触及。

观察要点：肝体积改变和颜色变化。肝细胞水肿会导致肝体积的增大，通过观察肝的被膜和肝边缘的改变可做出初步判断。表面颜色因引起肝细胞水肿的原因不同而有所不同。切面颜色、是否平滑（有无结节）、有无光泽等可帮助诊断。

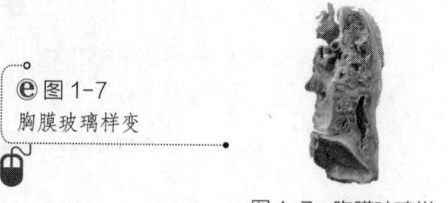

ⓔ 图 1-6
肝脂肪变性

图 1-6　肝脂肪变性

6. 肝脂肪变性（fatty degeneration of liver）（图 1-6）

病史摘要：男性，38 岁。食欲下降、右上腹饱胀 3 月余。查体：肝大，于右肋下 2 cm 可触及，肝功能异常。患者平素嗜酒。

观察要点：同肝细胞水肿的观察方法。由于肝细胞内脂质增多，在颜色上会出现特定的淡黄色改变，切面会呈现"油腻感"。对比肝细胞水肿、肝脂肪变性外观特点，结合病因及光镜下肝细胞病理变化进行对比学习，掌握两者病变的大体改变和镜下特点。

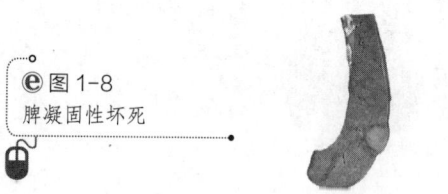

ⓔ 图 1-7
胸膜玻璃样变

图 1-7　胸膜玻璃样变

7. 胸膜玻璃样变（hyaline degeneration of pleura）（图 1-7）

观察要点：正常肺表面有一层薄而半透明的纤维膜，称为胸膜。通过标本特点确定病变发生部位，思考导致肺组织表面与胸膜粘连的可能原因。重点观察标本发生玻璃样变组织的表面及切面特点，描述并掌握发生玻璃样变胸膜组织的厚度、颜色、质地、透明度、光滑度等病变特点。

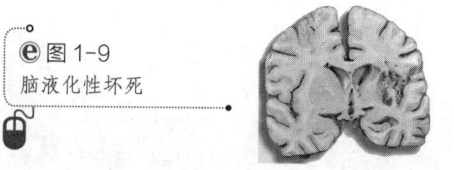

ⓔ 图 1-8
脾凝固性坏死

图 1-8　脾凝固性坏死

8. 脾凝固性坏死（coagulative necrosis of spleen）（图 1-8）

观察要点：重点观察病变发生的部位，思考病变与血管分布的特点。注意切面中凝固性坏死病灶的数目、大小、形状、颜色、质地及其与正常组织的交界情况。思考：临床上凝固性坏死主要见于哪些器官？产生的原因有哪些？

9. 脑液化性坏死（liquefactive necrosis of brain）（图 1-9）

观察要点：思考液化性坏死形成的病灶特点。准确描述标本发生液化性坏死的部位、大小、形状、颜色、质地及周围正常组织的变化。思考：组织液化坏死后有哪些特点？导致组织坏死液化的机制是什么？

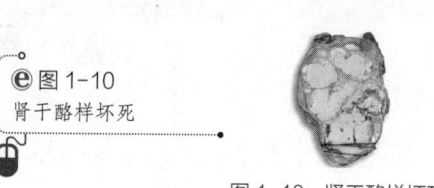

ⓔ 图 1-9
脑液化性坏死

图 1-9　脑液化性坏死

10. 肾干酪样坏死（caseous necrosis of kidney）（图 1-10）

病史摘要：男性，35 岁。无明显诱因出现消瘦、乏力 1 年，血尿、尿频、尿急 10 天余，无持续发热、慢性咳嗽、咯血等症状。体格检查双肺正常。尿培养分离出结核分枝杆菌。

ⓔ 图 1-10
肾干酪样坏死

图 1-10　肾干酪样坏死

观察要点：肾干酪样坏死的大体形态特点，重点观察质地和颜色。结合标本对肾表面和切面中坏死病灶的分布、数目、大小、颜色及其性状进行描述。思考：肾盂、肾盏的结构发生哪些改变？干酪样坏死可见于哪些病变？与凝固性坏死如何区别？

11. 足干性坏疽（dry gangrene of foot）（图 1-11）

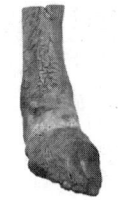

图 1-11　足干性坏疽

病史摘要：女性，65 岁。患糖尿病 20 余年，2 年前出现双下肢无力、麻木及间歇性跛行，休息后症状减轻。近期足背疼痛明显，局部皮肤干枯、变黑。

◉图 1-11
足干性坏疽

观察要点：坏死病灶的范围和颜色。对坏死部位的范围大小、质地、光泽度及其与周围正常组织的分界等进行观察和描述。思考：坏死部位发生颜色变化、干燥皱缩的原因。

12. 肠湿性坏疽（moist gangrene of intestine）（图 1-12）

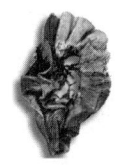

图 1-12　肠湿性坏疽

观察要点：发生坏疽部位颜色变化和外观体积变化。观察坏疽肠段的结构特征有助于判断坏疽位于肠管的哪一段。观察肠湿性坏疽的体积、表面、切面发生的变化，注意病灶的颜色、质地、光泽度，以及其与周围正常组织的分界等。临床常通过观察肠蠕动情况决定离断的位置。思考：产生湿性坏疽的原因和易发生的部位。

◉图 1-12
肠湿性坏疽

13. 坏疽性阑尾炎（gangrenous appendicitis）（图 1-13）

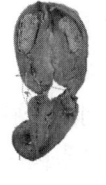

图 1-13　坏疽性阑尾炎

病史摘要：女性，30 岁。1 天前无明显诱因出现腹痛，伴发热、恶心、呕吐，起初为脐周痛，后局限于右下腹，半小时前腹痛加剧。体格检查：阑尾区压痛明显。血常规：白细胞 $19 \times 10^9/L$。急诊行阑尾切除术。

观察要点：阑尾外观体积和颜色的变化，结合表面、切面的情况对病变进行完整描述。急性蜂窝织炎性阑尾炎时阑尾显著肿胀、增粗，浆膜面高度充血，表面有脓苔。在此基础上阑尾腔阻塞、积脓、腔内压力增加且阑尾系膜肿胀、静脉受累而发生血栓性静脉炎，引起阑尾血液循环障碍，出现出血性梗死，进一步可发展为坏疽性阑尾炎，此时阑尾呈暗红色或灰褐色，极易穿孔。

◉图 1-13
坏疽性阑尾炎

（二）组织切片标本

1. 肝细胞水肿（hydropic degeneration of liver）（图 1-1q）

肝正常组织学：肝小叶是肝的基本结构单位，肝小叶中央有一条沿其长轴走行的中央静脉，肝索和肝血窦以中央静脉为中心向周围呈放射状排列。

切片观察：注意观察顺序。重点是细胞大小、胞质的变化和细胞核的位置。低倍镜下观察肝小叶的结构、门管区、肝窦、肝细胞排列情况等。高倍镜观察肝细胞的大小、形状、胞质、细胞核等形态特点。

2. 肝脂肪变性（hepatic steatosis）（图 1-2q）

切片观察：同肝细胞水肿的切片观察。比较肝细胞水肿和肝脂肪变性两种病变肝细胞大小、胞质、细胞核位置的异同。

3. 肾凝固性坏死（coagulation necrosis of kidney）（图 1-3q）

肾正常组织学：肾实质由大量肾单位和肾集合管构成。每个肾单位包括一个肾小球和一条与它相连的肾小管。

切片观察：低倍镜观察肾的结构，找到病变区域和相对正常区域的分界，观察病变分布的范围及病变特点、肾小球和肾小管的轮廓是否存在等。高倍镜观察凝固性坏死区域细胞和结构的形态特点。

4. 淋巴结干酪样坏死（caseous necrosis of lymph node）（图 1-4q）

淋巴结正常组织学：表面被覆被膜，被膜下实质分为皮质和髓质两部分，皮质由皮质淋巴窦、含淋巴小结的浅层皮质和深层副皮质区构成，髓质由髓索和髓窦构成。

切片观察：观察淋巴结结构、干酪样坏死分布的范围和坏死区域细胞与结构的特点等。

5. 肉芽组织（granulation tissue）（图 1-5q）

切片观察：观察肉芽组织的主要成分和镜下特点，掌握肉芽组织的基本结构。观察新生毛细血管的排列和生长方式、成纤维细胞的形态和分布、各种炎症细胞的形态学特点和分布。

（李艳菇　裴　莹）

思考题

1. 萎缩、变性和坏死有何不同？试述三者的内在联系及对机体的影响。
2. 如何鉴别细胞水肿和脂肪变性？
3. 判断组织坏死的病理学标准是什么？
4. 肾盂积水光镜下皮质区可能出现的病理变化及进行病理诊断的依据有哪些？试比较肾盂积水与肾结核形成囊腔的区别。
5. 肉芽组织肉眼与镜下有何特点？试述其在损伤修复过程中的作用及结局。

数字课程学习……

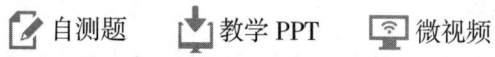

自测题　　教学 PPT　　微视频

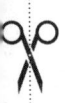

实验作业

年级_____，专业_____，班级_____，姓名_____，学号_____。

1. 观察图 1-1 标本，完成下列填空。

本例标本肾的体积_____，质量_____，质地_____，表面_____；切面肾皮质_____，皮、髓质分界_____，肾盂_____。

2. 描述显微镜下观察图 1-2q 切片所见的形态学特点，并对该病变进行病理诊断。

3. 完成下列填空。

干性坏疽、湿性坏疽与气性坏疽的鉴别

鉴别点	干性坏疽	湿性坏疽	气性坏疽
原因			
部位			
病变			
对机体的影响			

4. 绘图：图 1-5q 的光镜下组织学形态。

	标注

观察倍数：_____

病变描述：_____

_____

病理诊断：_____

5. 选择题

【A2 型题】

（1）男性，68 岁。反复头痛、头晕，情绪激动及工作紧张时加重，确诊"高血压"30 余年。推断心肌和动脉最可能的改变是（　　　）。

A. 心肌肥大，细动脉玻璃样变

B. 心肌萎缩，细动脉玻璃样变

C. 心肌增生，大动脉玻璃样变

D. 心肌钙化，细动脉黏液样变

E. 心肌凋亡，细动脉透明变

（2）女性，35 岁。下夜班途中被歹徒用尖刀刺伤左臂，伤口较深，曾在诊所作简单处理，2 天后体温升高达 39℃，伤肢疼痛、肿胀，触之有捻发感，伤口周围皮肤呈棕黑色，有恶臭味，该患肢最有可能的诊断是（　　　）。

A. 凝固性坏死　　　　　B. 液化性坏死　　　　　C. 气性坏疽

D. 纤维素样坏死　　　　E. 干性坏疽

【B1 型题】

A. 肉芽组织　　　　　　B. 瘢痕组织　　　　　　C. 一期愈合

D. 痂下愈合　　　　　　E. 二期愈合

（3）女性，20 岁。因急性阑尾炎于医院行阑尾切除术，术后 7 天伤口愈合拆线，该愈合类型属于（　　　）。

（4）患者，78 岁。瘫痪卧床，臀部长期受压并出现直径 1 cm 的慢性溃疡，溃疡底部有红色颗粒状湿润的柔软组织生长，该组织属于（　　　）。

（5）男性，35 岁。因上腹部疼痛行胃镜检查，诊断"胃窦部溃疡"，2 个月后再次复查胃镜见溃疡已愈合，该愈合类型属于（　　　）。

第二章
局部血液循环障碍

关键词

淤血　　血栓形成　　混合血栓　　梗死　　栓塞

　　局部血液循环障碍及其引起的病变是疾病的基本病理改变，常出现在各种疾病发生发展过程中。主要表现为三种形式：①血管内成分逸出血管外：水肿、积液、出血。②局部组织血管内血液含量异常：充血、淤血、缺血。③血液内出现异常物质：血栓形成，栓塞，梗死。

　　学习本章内容需要考虑疾病对循环系统的整体影响和局部影响，结合循环系统和局部器官、组织的特点，从相应组织、器官的功能代谢、形态结构改变、可能产生的后果等方面进行综合学习，并注意它们之间的内在联系。

一、目的与要求

1. 记忆淤血、血栓形成、栓子、栓塞、梗死的概念。领会其形态特点（包括大体特点和镜下特点）、结局和对机体的影响。领会血栓形成的条件及其类型，分析血栓、栓子、栓塞、梗死的相互关系。记忆栓塞、出血的常见类型。理解血栓形成的机制、水肿的发病机制和病变特点。

2. 通过大体标本和显微镜下观察，分析淤血器官的共同特点和各自特征；通过血栓的形态特点，分析其相应的临床病理联系和结局；根据血供情况，思考脏器发生梗死后可能出现哪些形态改变。

二、实验内容

局部血液循环障碍的大体标本及组织切片标本目录见表2-1。

表2-1　局部血液循环障碍的大体标本及组织切片标本

分类	大体标本		组织切片标本	
淤血	2-1	肺淤血	2-1q	急性肺淤血
	2-2	慢性肝淤血	2-2q	慢性肺淤血
			2-3q	慢性肝淤血
血栓形成	2-3	心室附壁血栓	2-4q	混合血栓伴机化
	2-4	静脉混合血栓		
栓塞	2-5	肺动脉血栓栓塞		
梗死	2-6	脾贫血性梗死	2-5q	肾贫血性梗死
	2-7	肺出血性梗死	2-6q	脾贫血性梗死
出血	2-8	脑出血		
水肿	2-9	淤血性肠水肿		

三、标本观察与学习指导

（一）大体标本

1. 肺淤血（pulmonary congestion）（图2-1）

病史摘要：女性，59岁。患风湿性心脏病伴二尖瓣狭窄8年，3年前开始常出现心悸、气急，1年来伴咳嗽，咳血性泡沫痰，不能平卧。近5个月来双下肢水肿。查体：口唇发绀，心尖区有明显舒张期杂音，两肺有广泛湿啰音，以背部为多，颈静脉怒张，肝于右肋下4 cm可触及。

肺的正常解剖：肺分左、右两侧，左侧两叶，右侧三叶。肺被膜下有小叶间隔将肺组织分为肉眼可见的小叶，小叶中央可见细支气管。肺切面组织均匀、疏松。

观察要点：淤血导致肺体积、颜色的改变，切面出现的淤血特征。结合肺

📱 图2-1
肺淤血

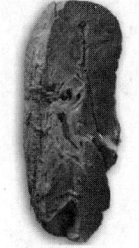

图2-1　肺淤血

循环特点思考引起肺淤血的常见病因。肺淤血时肺的体积、被膜、颜色发生的改变与镜下观察到的病变有何内在联系？未固定的肺淤血标本切面会出现泡沫状暗红液体。出现肺淤血改变后，患者会有哪些临床表现？为何有的标本病变以肺下部为重？长期肺淤血可能会导致怎样的改变？

2. 慢性肝淤血（chronic hepatic congestion）（图 2-2）

病史摘要：男性，62 岁。慢性支气管炎、肺气肿 20 余年，近半年心悸，气短，腹胀，移动性浊音阳性，肝脾大，双下肢水肿，最终治疗无效死亡。

观察要点：肝切面的颜色特点。肝体积、包膜、边缘和外观颜色会发生何种变化？思考：出现这种变化的原因是什么？上述肝切面上暗红色及灰黄色部分相当于镜下什么组织结构？注意与正常肝做对比。

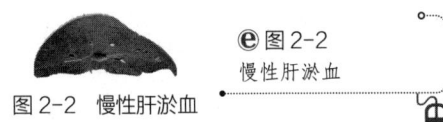

e 图 2-2
慢性肝淤血

图 2-2 慢性肝淤血

3. 心室附壁血栓（ventricular mural thrombus）（图 2-3）

病史摘要：女性，75 岁。诊断冠状动脉粥样硬化性心脏病（简称冠心病）10 余年。近年来反复发作心绞痛，3 个月前发现心肌出现缺血性病变，心悸，气促，不能平卧，近日病情加重而导致死亡。

观察要点：心腔表面赘生物的形状、颜色、质地和与心室壁的关系。此血栓由何原因引起？脱落后可引起哪些后果？此外，注意观察心脏表面、颜色、质地有无改变。心腔内观察：心室壁颜色、赘生物附着是否牢固。

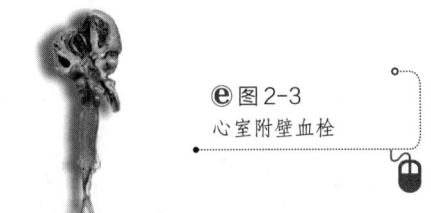

e 图 2-3
心室附壁血栓

图 2-3 心室附壁血栓

4. 静脉混合血栓（mixed venous thrombus）（图 2-4）

观察要点：血栓的颜色、质地、与血管的关系，判断白色血栓、混合血栓、红色血栓所在的部位。需要与血管内血凝块进行鉴别。

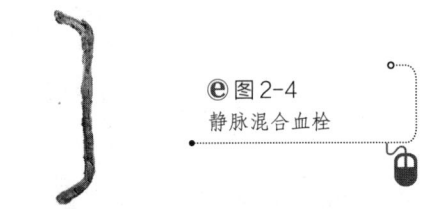

e 图 2-4
静脉混合血栓

图 2-4 静脉混合血栓

5. 肺动脉血栓栓塞（pulmonary artery thromboembolism）（图 2-5）

病史摘要：女性，30 岁。孕 1 产 1，剖宫产，手术后因伤口疼痛拒绝下地行走。某天凌晨上厕所，突然大叫倒地，胸闷，迅速死亡。

观察要点：血栓的体积、大小与栓塞的部位。根据血栓的颜色、质地、与血管的关系判断是何种类型的血栓。结合病例和血栓运行途径，思考其来源。

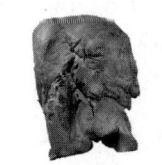
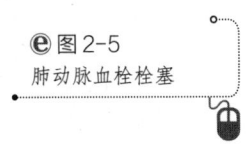

e 图 2-5
肺动脉血栓栓塞

图 2-5 肺动脉血栓栓塞

6. 脾贫血性梗死（splenic anemic infarct）（图 2-6）

病史摘要：男性，64 岁。冠心病多年，近 1 年心绞痛发作频繁，1 周前突感左腰部疼痛。

观察要点：梗死部位的特点（靠近被膜、形状）。梗死部位脾表面是否光滑，病灶的颜色、质地。切面病变部位与脾血管分布的关系。坏死组织与周围正常组织的关系。思考：本例患者出现脾梗死的原因。贫血性梗死与凝固性坏死的关系。结局会怎样？

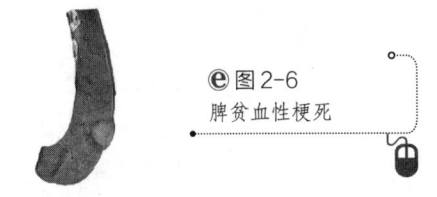

e 图 2-6
脾贫血性梗死

图 2-6 脾贫血性梗死

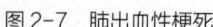
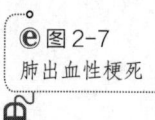
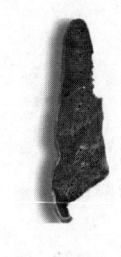

图2-7 肺出血性梗死

e图2-7
肺出血性梗死

7. 肺出血性梗死（pulmonary hemorrhagic infarct）（图2-7）

病史摘要：女性，65岁。风湿性心脏病二尖瓣狭窄合并关闭不全10年。近日呼吸困难加重，咳粉红色泡沫样痰、咯血，肝大，胸腔积液、腹水，全身水肿，治疗无效死亡。

观察要点：发生肺出血性梗死的部位及与周围正常组织的分界，肺表面及切面所见梗死灶的大小、形状、质地和颜色有何特点？结合病例，掌握发生肺出血性梗死的条件和发生机制。

图2-8 脑出血

e图2-8
脑出血

8. 脑出血（cerebral hemorrhage）（图2-8）

病史摘要：男性，65岁。高血压20余年，因口角与他人推搡后，突然倒地不起后死亡。

观察要点：脑出血发生的部位，病灶大小、数量及与脑室的关系。发生脑出血后出血灶病变特点及周围脑组织的情况。思考：高血压引起脑出血的机制是什么？此患者死亡原因是什么？

图2-9 淤血性肠水肿

e图2-9
淤血性肠水肿

9. 淤血性肠水肿（intestinal edema and congestion）（图2-9）

观察要点：肠黏膜和肠壁的改变。病变部位肠黏膜情况、颜色、质地、有无肿胀，切面肠壁厚度、颜色。

（二）组织切片标本

1. 急性肺淤血（acute pulmonary congestion）（图2-1q）和慢性肺淤血（chronic pulmonary congestion）（图2-2q）

（1）肺正常组织学：可见许多大小不等的网状空泡状结构，即肺泡；相邻肺泡间有薄层结缔组织，称为肺泡隔；可见许多各种不同断面的毛细血管，正常情况下仅能容纳1~2个红细胞通过。

（2）切片观察：观察肺的病变时应注意肺泡壁结构，有无增宽或变窄，肺泡壁上毛细血管有无扩张充血或是受压缺血，注意肺泡腔内出现的细胞、液体的特征。急性肺淤血和慢性肺淤血的区别，掌握心力衰竭细胞的定义和形成机制。

2. 慢性肝淤血（chronic hepatic congestion）（图2-3q）

切片观察：淤血发生在肝内哪个部位？有什么分布特点？肝小叶结构有无破坏？中央静脉和肝血窦有无扩张？发生脂肪变性的肝细胞和坏死的肝细胞分别位于肝小叶的什么结构部位？为什么会出现这样的形态结构？为什么肝组织大体标本切面颜色红黄相间？

3. 混合血栓伴机化（mixed thrombus with organization）（图2-4q）

切片观察：血栓体部横切面，一侧为部分血管壁，腔内为混合血栓，低倍镜下观察管腔内容物的形状、颜色，区分病变的成分、结构。观察血管壁周围血栓已形成的肉芽组织结构。对比不同类型血栓的病变特点和颜色改变以及组成成分。

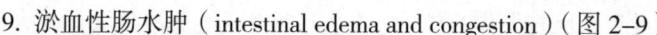

4. 肾贫血性梗死（renal anemic infarct）（图2-5q）和脾贫血性梗死（splenic anemic infarct）

（图 2-6q）

　　切片观察：低倍镜下观察器官的结构，找到病变区域和相对正常区域的分界，观察病变分布的范围及病变特点，肾小球和肾小管（脾小体）的轮廓是否存在等。高倍镜下观察细胞的形态特点。

（林　洁　周　蕊）

思考题

1. 对因右心衰竭死亡的患者进行尸体解剖时，应特别注意检查哪些器官？这些器官可能有什么病变？它们之间有何联系？
2. 腹部外科手术后长期卧床的患者为什么较易形成静脉血栓？静脉血栓在什么情况下容易脱落？可能造成什么后果？应如何预防？
3. 请用箭头将所学过的血液循环障碍引起的病变联系起来，并标上各种循环障碍的原因。

数字课程学习……

✐ 自测题　　⬇ 教学 PPT　　📶 微视频

实验作业

　　年级_____，专业_____，班级_____，姓名_____，学号_____。

1. 观察图 2-1 标本，完成下列填空。

该器官体积_____，质量增加，被膜_____；切面_____，质地_____，失去正常蜂窝状结构。

2. 描述显微镜下观察图 2-4q 切片所见的形态学特点，并对该切片进行诊断。

3. 完成下列填空。

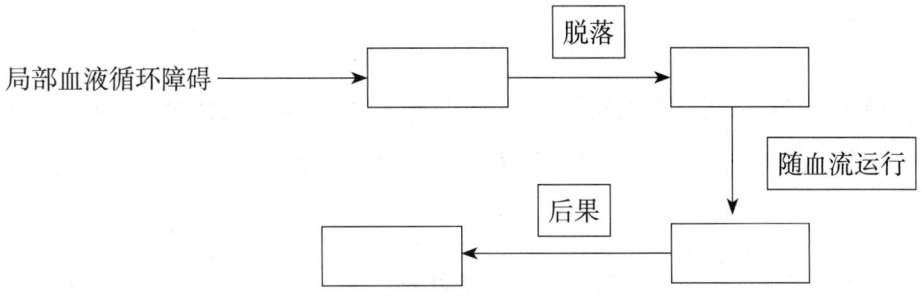

4. 绘图：图 2-5q 切片，描述你观察的病变特点，并绘示意图表示。

	标注

观察倍数：_____

病变描述：_____

_____

病理诊断：_____

5. 选择题

【A2 型题】

（1）男性，39 岁。因交通事故致左股骨中段骨干骨折，在手术复位骨折时突发呼吸困难，口唇发绀、神志不清。X 线胸片显示肺部呈"暴风雪"样改变，患者最可能发生了（　　）。

    A. 创伤性休克　　　　　　　B. 失血性休克　　　　　　　C. 肺脂肪栓塞

    D. 心力衰竭　　　　　　　　E. 弥散性血管内凝血

（2）女性，47 岁。患风湿性心脏病 15 年，近 1 个月来出现夜间阵发性呼吸困难，胸闷，有窒息感，咳嗽，咳粉红色泡沫痰，痰涂片中见红细胞及胞质中有棕黄色含铁血黄素颗粒的巨噬细胞，肺的病变应诊断为（　　）。

    A. 慢性肺淤血　　　　　　　B. 急性肺淤血　　　　　　　C. 肺结核

    D. 肺出血性梗死　　　　　　E. 肺栓塞

【B1 型题】

    A. 透明血栓　　　　　　　　B. 白色血栓　　　　　　　　C. 红色血栓

    D. 血栓形成　　　　　　　　E. 交叉性栓塞

（3）30 岁健康孕妇，在分娩时突发呼吸困难，发绀，阴道出血不止而死亡，死亡诊断考虑为羊水栓塞。尸检时除在死者肺血管内可见到角化上皮、毳毛等外，肾、脑等组织中还可能见到（　　）。

（4）某患者股静脉的血栓脱落后阻塞于左侧大脑中动脉内，应考虑此患者发生了（　　）。

（5）女性，65 岁。因胆囊多发性结石行胆囊切除术，术后卧床休息，2 周后发现右侧小腿肿胀、疼痛、皮肤发绀，该侧小腿最可能发生了哪种情况（　　）。

第三章
炎症

关键词

变质　　渗出　　增生　　肉芽肿　　化脓性炎

　　炎症是具有血管系统的活体组织对各种损伤因子的刺激所发生的一种以防御反应为主的基本病理过程，血管反应是其中心环节。炎症的基本病变是局部组织的变质、渗出和增生，渗出是炎症最基本的特征。炎性细胞浸润是炎症最重要的形态学改变。应掌握炎症的共同规律：五个局部临床表现（红、肿、热、痛、功能障碍），四个全身反应（发热、外周血白细胞变化、单核巨噬细胞系统增生、实质器官变性、坏死），三种基本病变（变质、渗出、增生），两类病因（生物性致炎因子、非生物性致炎因子），一对矛盾（损伤与抗损伤的矛盾）。

　　按照基本病变，炎症可分为变质性炎、渗出性炎和增生性炎三大类。

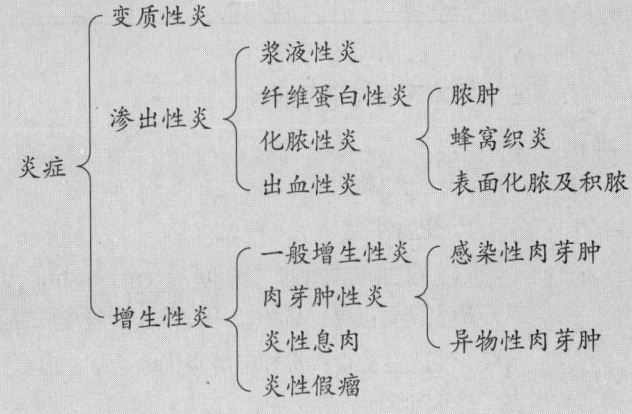

一、目的与要求

1. 分析炎症的三种基本病变、炎症的病理类型及其病变特点。归纳假膜、绒毛心、脓肿、蜂窝织炎、肉芽肿、炎性息肉的大体形态及镜下特点，描述各种炎性细胞的形态和功能及炎性细胞浸润对病理诊断炎症性疾病的意义，分析渗出液与漏出液的区别。

2. 通过观察各类型炎症的病变特点，学会区别不同类型的炎症；描述各种炎性细胞的形态特点、脓液的组成和性状；能够鉴别急性炎症和慢性炎症、脓肿与蜂窝织炎、炎性水肿与非炎性水肿、肉芽肿和肉芽组织、一般增生与炎性息肉、化脓与白细胞浸润。思考各类型炎症的临床病理联系及其结局。

二、实验内容

炎症的大体标本及组织切片标本目录见表 3-1。

表 3-1　炎症的大体标本及组织切片标本

分类	大体标本		组织切片标本	
变质性炎	3-1	急性重型肝炎	3-1q	急性重型肝炎
	3-2	乙型脑炎		
渗出性炎				
浆液性炎	3-3	浆液性炎（皮肤水疱）		
纤维蛋白性炎	3-4	白喉		
	3-5	纤维蛋白性心包炎		
化脓性炎	3-6	急性蜂窝织炎性阑尾炎	3-2q	急性蜂窝织炎阑尾炎
	3-7	肺脓肿	3-3q	皮肤脓肿
增生性炎				
肉芽肿性炎	3-8	粟粒性肺结核		
炎性息肉			3-4q	鼻息肉

三、标本观察与学习指导

（一）大体标本

1. 变质性炎

（1）急性重型肝炎（acute severe hepatitis）（图 3-1）

病史摘要：男，45 岁。因发热、全身皮肤黏膜黄染、嗜睡 8 天、昏迷 1 天入院。实验室检查：水和电解质代谢紊乱，血氨、尿素氮、转氨酶浓度明显升高。最终因呕血、昏迷死亡。

观察要点：肝体积和质地的改变，颜色、边缘、质量的改变。肝外观的变化与大量肝细胞坏死有关，在一般情况下，实质器官体积变小时被膜

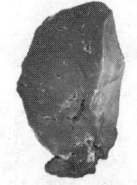

图 3-1　急性重型肝炎

图 3-1
急性重型肝炎

会皱缩。本例为部分肝，切面观察时与正常肝组织对比。思考：该患者出现相关症状的原因及死亡原因。

（2）乙型脑炎（encephalitis type B）（图3-2）

病史摘要：女，4岁。突发高热、呕吐、抽搐、昏迷，治疗3天无效死亡。血常规：白细胞（15～20）×10⁹/L，脑脊液压力增高，外观微浊，以淋巴细胞为主。

观察要点：找到病变部位并描述病变特点。病变部位在切面大脑皮质和髓质交界处，病变呈针尖大的软化灶，境界清楚，呈弥散分布。此外，要注意脑膜及脑沟回的改变，脑组织发生水肿时会出现脑回增宽，脑沟变窄。思考：乙型脑炎的病因是什么？为什么将其归类为变质性炎？

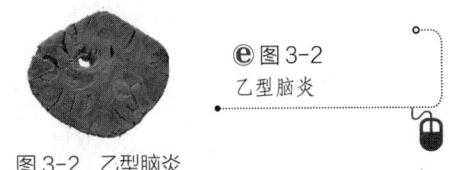

图3-2 乙型脑炎

e 图3-2 乙型脑炎

2. 渗出性炎

（1）皮肤水疱（skin blisters）（图3-3）

病史摘要：男，50岁。上肢被开水烫伤，皮肤见多个较大水疱。

观察要点：皮肤表面有多个散在的水疱，水疱内充以大量水样浆液。描述浆液的特点和发生的部位。思考：浆液性炎除可发生在皮肤，还可发生在哪些部位？

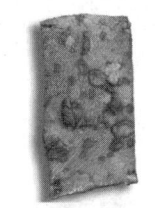

图3-3 浆液性炎（皮肤水疱）

e 图3-3 浆液性炎（皮肤水疱）

（2）白喉（diphtheria）（图3-4）

病史摘要：男，4岁。因犬吠样咳嗽伴声音嘶哑及呼吸困难3天入院。查体：口唇发绀，烦躁不安，鼻翼扇动，可见"三凹征"。行气管切开术，可见支气管内充满灰白色膜样物，因呼吸道阻塞窒息死亡。

观察要点：纤维蛋白性炎渗出形成假膜的特点。标本为小儿全肺，在气管及支气管腔内可见一层灰白色膜状物，部分已剥离，双侧肺有轻度气肿。分析患儿死亡的原因。思考：何为假膜性炎？假膜性炎好发于什么部位？

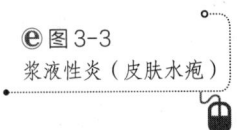

图3-4 白喉

e 图3-4 白喉

（3）纤维蛋白性心包炎（fibrinous pericarditis）（又称绒毛心）（图3-5）

病史摘要：男，50岁。冠状动脉粥样硬化性心脏病5年，突发心前区疼痛、呼吸困难20 min急诊住院，查体：心尖冲动消失，心界向两侧扩大，卧位心底部浊音区增宽，心音遥远，未闻及杂音。

观察要点：心包膜在性状方面的改变。正常心包膜分为脏层和壁层，其间有少量浆液，起润滑的作用。本病例心包膜脏、壁两层均不光滑且明显增厚，表面粗糙似绒毛状，部分发生粘连。

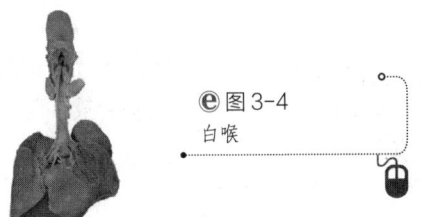

图3-5 纤维素性心包炎

e 图3-5 纤维素性心包炎

（4）急性蜂窝织炎性阑尾炎（acute phlegmonous appendicitis）（图3-6）

病史摘要：男，35岁。1天前无明显诱因出现上腹痛，伴发热、恶心、呕吐。起初为脐周痛，后转移至右下腹疼痛。查体：阑尾区压痛。血常规：白细胞20×10⁹/L。

观察要点：阑尾外观特征性改变，包括阑尾的体积、色泽、表面血管

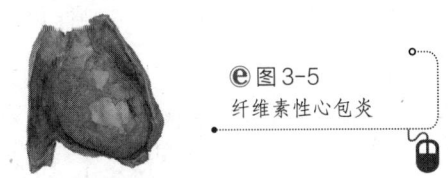

图3-6 急性蜂窝织炎性阑尾炎

e 图3-6 急性蜂窝织炎性阑尾炎

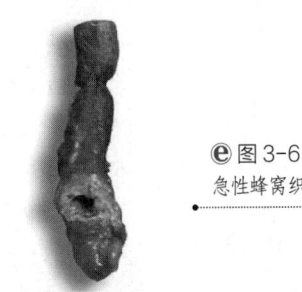

改变和是否有脓性附着物。从切面观察腔内是否有积脓或粪石。思考：蜂窝织炎的病变特点以及本病例阑尾的改变与临床症状之间的关系。

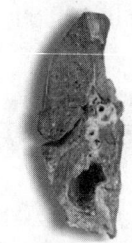

（5）肺脓肿（lung abscess）（图3-7）

病史摘要：男，8岁。因发热、右侧下肢骨痛10天入院，诊断"右侧胫骨急性化脓性骨髓炎"。入院治疗3天后，患儿突然出现高热、烦躁不安、哭闹、恶心、呕吐。查体：体温：40 ℃，全身皮肤散在脓点。血常规：白细胞 12×10^9/L。右侧胫骨创面处分泌物培养出金黄色葡萄球菌。X线检查：双肺有多个散在阴影。

图3-7 肺脓肿

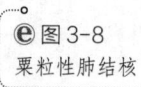
图3-7
肺脓肿

观察要点：脓肿发生的部位、数目，脓腔大小，脓腔内容物颜色、状态，并观察周围肺组织有何改变。分析引起肺脓肿的原因。左肺下叶切面见多个境界清楚的灰黄色脓肿，腔内充以脓性渗出物，脓肿壁不光滑。肺脓肿壁的变化可帮助判断脓肿发生的时间，如果脓肿发生在器官的表面，器官表面会出现脓性渗出物并与周围组织粘连。

3. 增生性炎

粟粒性肺结核（miliary pulmonary tuberculosis）（图3-8）

病史摘要：女，40岁。半年前诊断获得性免疫缺陷综合征（简称艾滋病），近1个月潮热、多汗、咳嗽、痰中带血。X线检查：双肺散在分布密度均匀、粟粒大小的点状阴影。

图3-8 粟粒性肺结核

图3-8
粟粒性肺结核

观察要点：病变在肺组织的分布和病灶的大小、颜色、境界的特点。病灶弥漫分布、黄白色、粟粒大小。慢性粟粒性肺结核由肺外结核病灶内结核分枝杆菌长期、间歇入血所致，因此病灶会出现新旧病灶混杂，部分病灶互相融合时可增大，此时镜下以增生性改变为主。

（二）组织切片标本

1. 炎性细胞（inflammatory cells）

（1）中性粒细胞：呈球形，具有分叶状细胞核，胞质淡红色，内含中性颗粒，出现在急性炎症和化脓性炎时（见急性蜂窝织炎性阑尾炎）。

（2）淋巴细胞与浆细胞：淋巴细胞的核呈圆形或类圆形，染色质浓密，染色呈块状，着色深，胞质极少，光镜下几乎难以看到。浆细胞体积稍大于淋巴细胞，核呈圆形或椭圆形，偏位，染色质凝集成块，贴近核膜形成车轮状分布，无核仁，胞质丰富，双色性，核周有半月形的淡染区，称"核周空晕"。淋巴细胞与浆细胞多见于慢性炎症和病毒性感染等（见鼻息肉）。

（3）单核巨噬细胞：呈圆形或椭圆形，大小不一，胞质丰富，有空泡，常含有吞噬物。常见于急性炎症后期及非化脓性炎症、病毒及寄生虫感染等（见急性重型肝炎）。

（4）嗜酸性粒细胞：体积比中性粒细胞稍大，核一般为两叶，胞质内含粗大红色颗粒，多见于过敏性炎或寄生虫感染（见鼻息肉）。

2. 急性重型肝炎（acute severe hepatitis）（图3-1q）

（1）肝正常组织学：由肝小叶和门管区构成，肝小叶是肝的基本结构单位，肝小叶中央有一条沿其长轴走行的中央静脉，肝索和肝血窦以中央静脉为中心向周围呈放射状排列。

（2）切片观察：低倍镜下肝组织结构的改变以变质为主，大片肝细胞坏死，小叶周边肝细胞脂肪变性，高倍镜下观察浸润的炎性细胞类型，肝细胞再生现象不明显。

3. 急性蜂窝织炎性阑尾炎（acute phlegmonous appendicitis）（图 3-2q）

（1）阑尾正常组织学：分四层，黏膜、黏膜下层、肌层、外膜，黏膜肠腺短而小，固有层内淋巴组织丰富，淋巴小结聚集。

（2）切片观察：镜下见阑尾结构存在，从炎症的变质、渗出和增生三个基本病变观察相对应的形态变化，见阑尾管壁增厚，阑尾全层大量炎性细胞浸润，以中性粒细胞为主。

4. 皮肤脓肿（skin abscess）（图 3-3q）

（1）皮肤正常组织学：皮肤由表皮、真皮和皮下组织构成，表皮又分五层，由内向外依次分为基底层、棘层、颗粒层、透明层和角质层。真皮层内有毛细血管和游离神经末梢。

（2）切片观察：皮肤真皮层内可见数个病灶，与周围组织分界清楚，其中央是大量的脓细胞、坏死组织碎片和中性粒细胞。

5. 鼻息肉（nasal polyp）（图 3-4q）

（1）鼻腔的正常组织学：鼻腔内表面为黏膜，由上皮和固有层结缔组织构成，黏膜以假复层纤毛柱状上皮为主。

（2）切片观察：镜下见鼻息肉被覆假复层纤毛柱状上皮，黏膜下可见增生的腺体、毛细血管、纤维组织。高倍镜下可见大量浆细胞、嗜酸性粒细胞及淋巴细胞等炎性细胞浸润。思考：慢性炎症主要以何种细胞浸润为主？嗜酸性粒细胞见于何种疾病？

（杜 江 崔 静）

思考题

1. 如何在病理学上确诊炎症？

2. 各种渗出性炎症的组织学特点是什么？

3. 分别从病变的形态和转归比较：

（1）浆膜及黏膜的纤维蛋白性炎的区别。

（2）脓肿与蜂窝织炎的区别。

（3）急性炎症与慢性炎症的区别。

数字课程学习……

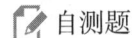 自测题　　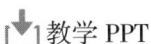 教学 PPT　　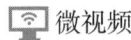 微视频

实验作业

年级＿＿＿＿＿＿，专业＿＿＿＿＿＿＿＿，班级＿＿＿＿＿＿＿＿＿，姓名＿＿＿＿＿＿，学号＿＿＿＿＿＿＿＿＿。

1. 观察图 3-4 标本，完成下列填空。

小儿全肺，在＿＿＿＿侧支气管腔内可见＿＿＿＿＿＿＿＿，假膜性炎是指＿＿＿＿＿＿＿＿＿＿＿＿＿＿＿＿＿
＿＿＿＿＿＿。

2. 请列表对比脓肿和蜂窝织炎。

鉴别点	脓肿	蜂窝织炎
概念		
病原菌		
发生部位		
坏死程度		
病变特点		

3. 绘图：课后完成炎性细胞的绘图。

	标注

观察倍数：＿＿＿＿＿＿＿＿＿＿＿＿

病变描述：＿＿＿

＿＿＿

病理诊断：＿＿

4. 选择题

【A2 型题】

（1）女性，38 岁。双侧乳房行硅胶隆胸术后 3 年，近 2 个月右侧乳房肿胀疼痛，变形变硬，手术切除右乳病变组织，镜下见多个结节，结节中散在无定形蓝色物（漏出的硅胶填充物），其周围有大量多核巨细胞，淋巴细胞及纤维细胞，该病变应诊断为（　　）。

A. 乳腺癌　　　　　　　　B. 乳腺脓肿　　　　　　　　C. 乳腺异物肉芽肿
D. 急性乳腺炎　　　　　　E. 手术缺口感染

（2）男性，19 岁。无明显诱因出现转移性右下腹疼痛 1 天，伴发热、恶心、呕吐，右下腹麦克伯尼点压痛及反跳痛，送检切除阑尾 1 条，阑尾增粗肿胀，表面充血、出血，阑尾腔内有粪石堵塞。阑尾壁各层组织均有大量中性粒细胞浸润，其诊断是（　　）。

A. 单纯性阑尾炎　　　　　B. 坏疽性阑尾炎　　　　　　C. 阑尾脓肿
D. 蜂窝织炎性阑尾炎　　　E. 慢性阑尾炎

【B1 型题】

A. 炎性息肉　　　　　　　B. 假膜性炎　　　　　　　　C. 肉芽肿性炎
D. 浆液性炎　　　　　　　E. 化脓性炎

（3）男性，3 岁。因发热、咽痛、声音嘶哑、咳嗽 1 天入院，检查发现咽部充血水肿，扁桃体表面见点状或片状白膜覆盖，咽拭子培养出白喉杆菌，该病变最可能是何种炎症（　　）。

（4）女性，7 岁。不慎被开水烫伤右手手背，局部皮肤迅速红、肿、热、痛，继而烫伤皮肤出现清亮的大水疱，此病变应属于何种炎症（　　）。

（5）女性，27 岁。经常无明显诱因出现鼻塞、流鼻涕、打喷嚏，伴头晕、头痛及嗅觉减退，鼻镜检查见双侧鼻腔各有 1 枚绿豆大的赘生物，其表面光滑，触之柔软，呈半透明状，该肿物最有可能诊断为（　　）。

第四章

肿瘤

关键词

癌　　肉瘤　　异型性　　浸润　　转移

　　肿瘤是以细胞异常增殖为特点的一类疾病，常在机体的局部形成肿块，具有特定的生物学行为和临床表现。肿瘤的发生机制研究与病理诊断是病理学的重要组成内容，临床医学生和医学相关专业的学生在病理学学习阶段，应学习和理解肿瘤的基本知识、形态和分类、生物学特点、病因和发病机制。学会对肿瘤形态的观察、描述，并结合肿瘤特点进行初步诊断，在此过程中逐步形成肿瘤生物学特点与临床表现、恶性程度、预后判断等相关的临床思维能力，为学习肿瘤专业知识、了解临床肿瘤诊断过程以及为肿瘤患者提供恰当的治疗奠定基础。

一、目的与要求

1. 解释肿瘤、异型性、浸润、转移、癌前病变、异型增生、原位癌、癌和肉瘤的概念。描述肿瘤异型性、生长和扩散规律，区分良性肿瘤与恶性肿瘤，区分癌与肉瘤；描述常见肿瘤的形态特点。阐述肿瘤性增生与非肿瘤性增生的区别，评价良性、恶性肿瘤对机体的影响，概述肿瘤的命名原则及分类。判断肿瘤的分级与分期。

2. 通过观察，学会对常见肿瘤的体积、形状、颜色、质地进行判断和形态描述。对肿瘤生长方式、包膜情况、出血、坏死、转移、浸润的现象进行初步判断和良性、恶性分析。能初步辨别良性、恶性肿瘤的组织结构特点，如类型、分化程度、浸润和来源。学会分析组织学改变与器官肿瘤标本在形态、颜色、包膜、边界、继发改变等变化之间的联系。通过观察常见肿瘤的形态学特征，并根据肿瘤的异型性、边界、浸润、大小等特点，思考良性、恶性肿瘤对机体的影响和可能发生的临床表现。

二、实验内容

肿瘤的大体标本和组织切片标本目录见表 4-1。

表 4-1　肿瘤的大体标本和组织切片标本

分类	大体标本	组织切片标本
上皮组织肿瘤		
良性	4-1　皮肤乳头状瘤	4-1q　皮肤乳头状瘤
	4-2　家族遗传性结肠腺瘤性息肉病	4-2q　结肠腺瘤性息肉
	4-3　卵巢浆液性乳头状囊腺瘤	
	4-4　涎腺多形性腺瘤	4-3q　涎腺多形性腺瘤
恶性	4-5　皮肤鳞状细胞癌	4-4q　鳞状细胞癌
	4-6　结肠腺癌	4-5q　结肠腺癌
	4-7　肠系膜淋巴结转移性腺癌	4-6q　淋巴结转移性腺癌
		4-7q　印戒细胞癌
间叶组织肿瘤		
良性	4-8　脂肪瘤	
	4-9　多发性子宫平滑肌瘤	4-8q　子宫平滑肌瘤
恶性	4-10　纤维肉瘤	
	4-11　骨肉瘤	4-9q　子宫平滑肌肉瘤

三、标本观察与学习指导

（一）大体标本

1. 上皮组织肿瘤

（1）皮肤乳头状瘤（cutaneous papilloma）（图4-1）

病史摘要：女性，35岁。发现颈部皮肤出现2个突起6年余，突起逐渐增大。近2年腰、背部皮肤出现多个突起。

观察要点：肿物的形态和生长方式。常见于皮肤表面，也可见于器官或组织的腔内，手术切除时临床常需报告基底部和切缘是否有肿瘤残留，结合切片观察乳头切面纤维血管轴心及其分支。

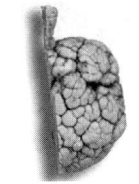
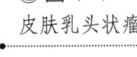
图4-1 皮肤乳头状瘤

（2）家族性腺瘤性息肉病（familial adenomatous polyposis，FAP）（图4-2）

观察要点：息肉的生长方式和分布。本例结肠黏膜与正常肠壁有何不同？描述肿瘤的数目、形态、颜色和生长方式。FAP是常染色体显性遗传病，息肉癌变年龄早，早期发现是诊断的重点，可尽早行预防性手术。思考：对于多发性腺瘤性息肉病如何进行病理取材更有利于做出正确诊断？

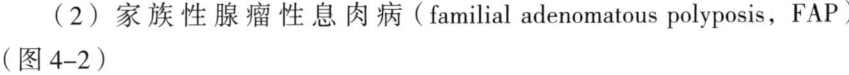
图4-2 家族遗传性结肠腺瘤性息肉病

（3）卵巢浆液性乳头状囊腺瘤（ovarian papillary serous cystadenoma）（图4-3）

病史摘要：女性，38岁。患者7 h前突发右下腹疼痛并呈持续性加重，伴恶心、呕吐。查体：子宫右侧可触及包块，约孕4个月大小，质中等，有压痛。CT：右附件区见一类圆形囊性肿块，直径约7 cm，境界清晰，内缘毛糙，可见多个<1 cm的乳头状结节。盆腔右侧可见少量腹水。手术所见：术中见右卵巢肿块，呈球形，表面光滑，中等硬度，周围无粘连，肿块蒂部顺时针扭转360°，行肿瘤摘除。

观察要点：肿瘤的囊壁、切面及内容物的性状。囊壁观察要注意表面是否光滑和囊壁的厚度；切面观察囊内壁上乳头的大小、形态和颜色；根据囊内容物判断是浆液还是黏液。卵巢浆液性乳头状囊腺瘤在病理取材时要注意是否有肿瘤实性生长的区域，排除交界性/恶性病变。

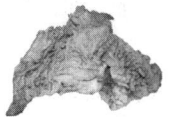
图4-3 卵巢浆液性乳头状囊腺瘤

（4）涎腺多形性腺瘤（pleomorphic adenoma of salivary gland）（图4-4）

观察要点：肿瘤的形态和生长方式，包膜是否完整。切面观察时注意肿瘤的颜色和质地是否均一。

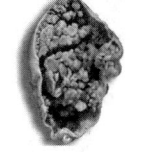
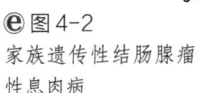
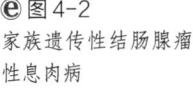
图4-4 涎腺多形性腺瘤

（5）皮肤鳞状细胞癌（squamous cell carcinoma of skin）（图4-5）

病史摘要：女性，78岁。发现背部肿物半年余。检查发现肿物质地中等、固定，伴坏死、出血。

观察要点：皮肤表面肿物的大小、形状、颜色、边界及继发改变。加

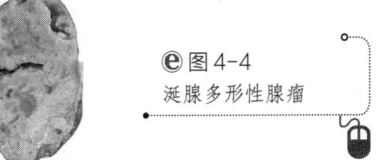
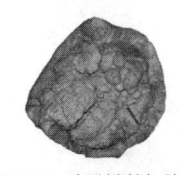
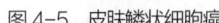
图4-5 皮肤鳞状细胞癌

深对肿瘤引起溃疡机制和形态改变的理解。

（6）结肠腺癌（adenocarcinoma of colon）（图 4-6）

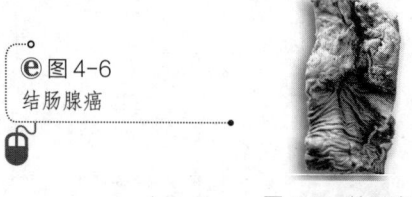
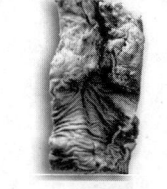

图 4-6　结肠腺癌

病史摘要：男性，63 岁。近 1 年来腹痛、腹胀，有时便中带血，贫血，体重减轻。肠镜检查：肠腔狭窄，见一溃疡形肿物，绕肠管 2/3 周。手术切除病变肠段。

观察要点：肠管中段肿瘤导致肠管狭窄，重点观察肿瘤的形态和生长方式，对肠壁的破坏程度。结合肿瘤内小囊腔形成和囊内容物形状，肠黏膜表面小乳头的形成对肿瘤进行大体初步诊断。思考：结肠腺瘤与腺癌标本肉眼观有何区别？

（7）肠系膜淋巴结转移性腺癌（metastatic adenocarcinoma of lymph node）（图 4-7）

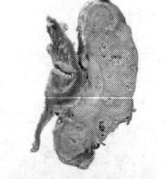

图 4-7　肠系膜淋巴结转移性腺癌

病史摘要：女性，50 岁。反复便秘、腹泻半年，近 2 个月便中带血。大便潜血试验（+），腹部触诊发现右下腹包块，肠镜检查发现结肠肝曲有一菜花状肿物。术中见病变肠壁系膜淋巴结肿大、融合，质地中等。

观察要点：肠壁外侧系膜肿物为多个淋巴结受累后融合，描述肿瘤切面的形态、质地和颜色。复习肠道淋巴回流的途径，思考肠肿瘤手术时周围淋巴结清扫的意义。

2. 间叶组织肿瘤

（1）脂肪瘤（lipoma）（图 4-8）

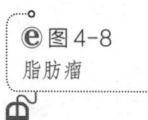
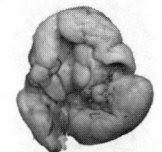

图 4-8　脂肪瘤

病史摘要：男性，54 岁。背部皮下肿物 9 年，质软，界清，可推动。

观察要点：肿瘤的包膜是否完整，边界是否清楚。临床上切除的病变组织是否有包膜有助于脂肪瘤的诊断。

（2）多发性子宫平滑肌瘤（multiple leiomyoma of uterus）（图 4-9）

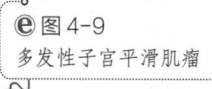
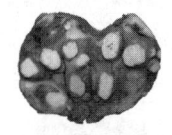

图 4-9　多发性子宫平滑肌瘤

病史摘要：女性，45 岁。近 1 年月经量增多，经期延长。B 超发现子宫肿物。

子宫正常解剖学：分底部、体部和颈部，子宫壁由内向外分为内膜、肌层和外膜。肌层很厚，由成束或成片的平滑肌构成。外膜为浆膜。

观察要点：子宫中肿瘤的数目、大小、形状和生长方式。观察肿瘤的界限及切面性状并进行准确的描述。平滑肌瘤多见于子宫，还可见于皮下、胃肠道、前列腺和膀胱。肿瘤常呈圆形实性结节，边界清楚、质韧，切面呈编织状结构，无坏死、出血，常无包膜。本例注意观察肿瘤在子宫中的位置（黏膜下？肌间还是浆膜下？）。思考：子宫平滑肌瘤为何种生长方式？如何判断其为良性还是恶性？

（3）纤维肉瘤（fibrosarcoma）（图 4-10）

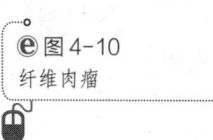
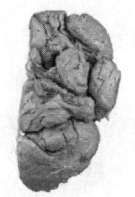

图 4-10　纤维肉瘤

观察要点：皮下脂肪组织中肿瘤的性状和有无包膜。纤维肉瘤多为结节分叶状，质硬或软，切面灰白或灰红，湿润而具有光泽似鱼肉状，包膜常不完整，边界不清。判断肿瘤组织是否浸润表皮。该肿瘤形态改变与皮肤鳞状细胞癌比较有何不同？

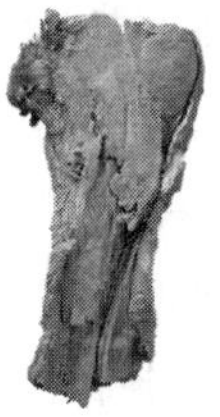

图 4-11　骨肉瘤

（4）骨肉瘤（osteosarcoma）（图 4-11）

病史摘要：女性，18 岁。股骨下端持续性疼痛、发现软组织肿块 1 年。查体：肿物较硬，固定于骨面。X 线检查显示：股骨下端梭形肿物，骨质有破坏。

ⓔ图 4-11
骨肉瘤

观察要点：股骨下端梭形肿物的颜色、边界，与周围骨质和软组织的关系。骨肉瘤是来源于骨组织最常见的高度恶性肿瘤，以瘤细胞直接产生骨质或骨样组织为特点。思考：骨肉瘤浸润破坏骨质可引起哪些临床表现？骨肉瘤常见转移途径是什么？好发于哪些部位？

（二）组织切片标本

1. 皮肤乳头状瘤（图 4-1q）

切片观察：肿瘤的形态、生长方式和蒂部，肿瘤与切缘正常鳞状上皮在组织结构上的差别。高倍镜观察肿瘤细胞的分化程度、排列层次，与正常皮肤鳞状上皮组织的差异，基膜是否完整，纤维血管轴心是否存在。

2. 结肠腺瘤性息肉（polypoid adenoma of colon）（图 4-2q）

切片观察：腺体的形态、大小是否一致，描述腺瘤的异型性表现在哪些方面。

3. 涎腺多形性腺瘤（图 4-3q）

切片观察：肿瘤组织结构多形性的表现（肿瘤细胞排列成腺管结构、实性细胞团，基质中还可见散在的梭形肿瘤细胞）。

4. 鳞状细胞癌（图 4-4q）

切片观察：低倍镜下观察癌细胞排列的特点，肿瘤细胞浸润性生长特点，肿瘤的实质与间质界限清楚。高倍镜下观察判断分化好的鳞状细胞癌的标志，描述其形态特点，思考为什么这些特点与分化有关。分化差的鳞状细胞癌，癌巢内细胞极性、层次不分明，无角化珠与细胞间桥，癌细胞异型性明显。肿瘤间质有炎性细胞浸润。思考：鳞状细胞癌好发于哪些部位？与鳞状细胞乳头状瘤相比，鳞状细胞癌的异型性表现在哪里？

5. 结肠腺癌（图 4-5q）

结肠正常组织学：由内向外为黏膜、黏膜下层、肌层和外膜。黏膜上皮为单层柱状，由吸收细胞和杯状细胞组成。固有层内有稠密的大肠腺。黏膜下层在结缔组织内有小动脉、小静脉和淋巴管。肌层由内环行和外纵行两层平滑肌组成。外膜为浆膜和（或）纤维膜。

切片观察：注意观察和描述顺序，先低倍镜后高倍镜观察，结合异型性的概念，注意按一定顺序观察镜下癌细胞特点、腺体结构特点、癌细胞生长情况和其他改变。思考：肠腺瘤性息肉与结肠腺癌有何区别与联系？

6. 淋巴结转移性腺癌（图 4-6q）

淋巴结正常组织学：表面被覆被膜，被膜下实质分为皮质和髓质两部分。皮质由含淋巴小结的浅层皮质、深层副皮质区和皮质淋巴窦构成，髓质由髓索和髓窦组成。

切片观察：低倍镜下淋巴结正常结构被破坏，被转移来的肿瘤组织所代替。肿瘤细胞排列成巢状、腺管状或索状。高倍镜下观察癌细胞异型性明显，形态不一，核大且染色深，可见病理性核分裂。

7. 印戒细胞癌（signet-ring cell carcinoma）（图 4-7q）

切片观察：低倍镜下观察肠壁黏膜层及黏膜下层内不规则的黏液湖。高倍镜下观察黏液湖中癌细胞的形态特点。此癌属低分化腺癌，预后极差，易发生种植性转移。思考：印戒细胞癌属于腺癌，为何不形成腺管结构？印戒细胞癌为何肉眼观标本称为胶样癌？

8. 子宫平滑肌瘤（leiomyoma of uterus）（图 4-8q）

切片观察：低倍镜下观察肿瘤的形态、境界和瘤细胞排列的特点。高倍镜下观察瘤细胞的异型性以及与正常平滑肌细胞的区别。

9. 子宫平滑肌肉瘤（leiomyosarcoma of uterus）（图 4-9q）

切片观察：低倍镜下观察肿瘤细胞的排列方式，观察细胞大小、形态是否一致。高倍镜下观察肿瘤细胞的异型性表现。思考：子宫平滑肌瘤与子宫平滑肌肉瘤在镜下如何区分？与鳞状细胞癌比较，癌与肉瘤的组织学特点有何不同？

（李运千　杨丽娟）

思考题

1. 以乳头状瘤与鳞状细胞癌为例，说明良性肿瘤与恶性肿瘤的区别。

2. 何谓肿瘤的转移？以胃癌为例说明肿瘤的转移途径。

3. 肿瘤可分哪几类？如何命名？

4. 在病理形态学上癌与肉瘤的区分原则是什么？

数字课程学习……

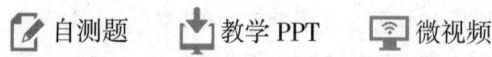 自测题　　教学 PPT　　微视频

实验作业

年级_____，专业_____，班级_____，姓名_____，学号_____。

1. 观察图 4-5 皮肤鳞状细胞癌标本，完成下列填空。

皮肤表面肿物呈_____（形状），颜色_____，边界_____。

2. 描述你在显微镜下观察图 4-4q 切片所见的形态特点，并对该切片进行病理诊断。

3. 完成下列填空。

鉴别点	皮肤乳头状瘤	皮肤鳞状细胞癌
组织来源		
生长方式		
分化程度		
组织学特点		

4. 绘图：图 4-5q 切片，描述你观察的该肿瘤在哪些方面与正常组织存在异型性，并绘示意图表示。

	标注

观察倍数：_____

病变描述：_____

_____

病理诊断：_____

5. 选择题

【A2 型题】

（1）女性，38岁。B 超检查发现左侧卵巢包块（4.0 cm×5.0 cm×5.3 cm），手术切除包块，表面光滑，囊状，囊壁薄，囊内有黄色油脂、毛发、牙齿和头节，此瘤最可能的诊断是（　　）。

　　A. 成熟畸胎瘤　　　　　　B. 未成熟畸胎瘤　　　　　C. 错构瘤
　　D. 毛囊瘤　　　　　　　　E. 皮脂腺瘤

（2）女性，40岁。因阴道不规则出血取宫颈组织活检，镜下观察到异型增生细胞累及宫颈上皮全层，但未突破基底膜，应诊断为（　　）。

　　A. CIN Ⅰ级　　　　　　　B. 浸润癌　　　　　　　　C. 原位癌
　　D. 早期浸润癌　　　　　　E. 原位癌累及腺体

【B1 型题】

　　A. Virchow 淋巴结　　　　B. Krukenberg 瘤　　　　　C. 恶性淋巴瘤
　　D. 肝转移性胃癌　　　　　E. 卵巢癌

（3）女性，60岁。因上腹部不适、食欲不振、体重减轻入院，胃镜活检诊断为胃黏液癌，B 超检查发现左侧卵巢为 5 cm×6 cm×6 cm，右侧卵巢为 5 cm×6 cm×7 cm，少量腹水，考虑胃癌种植转移可能，双侧卵巢肿大最可能是（　　）。

（4）该患者入院后体检还发现左锁骨上淋巴结肿大变硬、不易移动，淋巴结穿刺查到癌细胞。该病变淋巴结应该称为（　　）。

（5）该患者临终前出现恶病质，大量腹水，肝大，MRI 检查肝有多个直径 1～2 cm 类圆形病灶，肝病变最可能的诊断是（　　）。

第五章
心血管系统疾病

关键词

动脉粥样硬化　　风湿性心脏病　　高血压　　心瓣膜病

心血管系统疾病是一组累及心脏和血管的病变。心脏病变按照心内膜、心肌膜、心包膜进行划分，其中以心内膜病变造成的瓣膜改变为重点内容，代表性疾病为风湿病。心瓣膜病变引起心脏血流动力学改变和血液循环障碍会导致相应的临床症状和体征，实习时应以此为重点进行临床思维能力的训练。血管疾病可分为大、中、小、微血管的病变，代表性疾病为动脉粥样硬化、冠状动脉粥样硬化性心脏病和高血压。针对病变发生部位的不同，结合器官特点，着重考虑疾病形态学改变特点和可能导致的相应临床表现。

一、目的与要求

1. 记忆动脉粥样硬化（AS）、冠状动脉粥样硬化性心脏病（冠心病）、心绞痛、心肌梗死、高血压病、风湿病、风湿小体、慢性心瓣膜病及感染性心内膜炎的概念。细述动脉粥样硬化、冠状动脉及脑动脉粥样硬化和冠心病的病变特点。细述原发性高血压的各期病变特点及对主要脏器的影响。归纳风湿性心脏病的病理变化，分析风湿性心内膜炎的病变经过及瓣膜变形后的影响。

2. 学习心血管系统器官和组织（如心脏、血管等）的观察方法，剖析一些因心脏、血管病变导致的其他器官和组织（如脑、肾）的相应病变特点。学习心血管系统常见疾病（如主动脉粥样硬化、冠状动脉粥样硬化、心肌梗死、高血压及心脏、肾、脑等主要脏器改变、急性风湿性心内膜炎、二尖瓣狭窄和 / 或关闭不全等）的大体观察方法，并尝试根据所观察到的形态改变分析该疾病临床可能出现的症状、体征和结局。通过对冠状动脉粥样硬化、风湿性心肌炎、风湿性心外膜炎等切片的观察，归纳出对疾病形态学改变进行描述和诊断的方法，展示对疾病镜下形态学改变进行绘图、示意的基本方法和技能。

通过尸检和临床病例讨论的学习，建立小组讨论和团队协作等学习方式，归纳临床病例讨论的方法和完整尸体解剖报告的写作步骤和方法，学会对病例所提供的病史和临床检查资料、病理资料进行分析、整理和综合判断。提倡结合病例诊断对相关疾病进行文献、资料的查阅和学习，了解相关疾病在临床和研究方面的进展和最新动态。

二、实验内容

心血管系统疾病的大体标本及组织切片标本目录见表 5-1。

表 5-1　心血管系统疾病的大体标本及组织切片标本

分类	大体标本		组织切片标本	
动脉粥样硬化	5-1	主动脉粥样硬化		
	5-2	脑基底动脉粥样硬化	5-1q	冠状动脉粥样硬化
	5-3	脑动脉粥样硬化		
	5-4	冠状动脉粥样硬化		
冠心病	5-5	心肌梗死		
原发性高血压	5-6	高血压心脏病并主动脉粥样硬化		
	5-7	原发性颗粒性固缩肾	5-2q	原发性颗粒性固缩肾
	5-8	脑出血（高血压）		
风湿性心脏病	5-9	急性风湿性心内膜炎		
			5-3q	风湿性心肌炎
	5-10	风湿性心外膜炎	5-4q	风湿性心外膜炎
感染性心内膜炎	5-11	急性感染性心内膜炎		

三、标本观察与学习指导

（一）大体标本

1. 动脉粥样硬化（atherosclerosis）

病史摘要：男性，56 岁。间歇性胸骨后或心前区疼痛 4 年，伴气短、心悸。近 2 个月症状加重。患者 3 h 前劳累后突感心前区剧烈疼痛，向左肩、左前臂放射，急诊入院。心电图检查：$V_1 \sim V_5$ 导联出现病理性 Q 波。救治无效死亡。尸检见主动脉及其分支、冠状动脉、脑基底动脉环有粥样斑块，左心室壁心肌梗死。

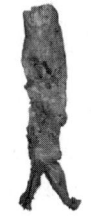

图 5-1　主动脉粥样硬化

动脉分为四种类型：①大动脉 / 弹性动脉，包括主动脉及其主要分支。②中动脉 / 肌性动脉，如冠状动脉和肾动脉及其分支。③小动脉，通常指管径 0.3 ~ 1.0 mm 的动脉，也属肌性动脉。④微或细动脉，管径 0.3 mm 以下的动脉。

ⓔ 图 5-1
主动脉粥样硬化

（1）主动脉粥样硬化（atherosclerosis of the aorta）（图 5-1）

观察要点：主动脉壁表面的形态改变。注意区别脂纹、纤维斑块、粥样斑块三者的外观特点。脂纹是 AS 的早期变，在动脉内膜上呈宽 1 ~ 2 mm 的斑点或长短不一的黄色条纹，平坦或略微隆起，在血管分支开口处明显；纤维斑块隆起于内膜表面，灰黄色或因斑块表面胶原纤维增多及玻璃样变而呈瓷白色，如蜡滴状，可融合成片状；粥样斑块明显隆起，表面纤维帽坏死脱落，下方有黄色粥糜样物。观察主动脉粥样硬化时，应包括血管内膜有无颜色的改变（正常应为灰白色），是否光滑平坦，有无出血及破溃，有无硬化斑块形成；血管壁厚度、硬度有无改变，血管外观是否有囊状膨出、梭形膨大、弯曲蛇形、狭窄、结节状隆起等。如果标本只是主动脉的一段，应注意区分胸主动脉和腹主动脉，胸主动脉内膜面可见纵行排列的肋间动脉开口，腹主动脉常连接两侧髂总动脉。思考：主动脉粥样硬化有哪些继发性病变？带来危害最大的是哪种继发性改变？

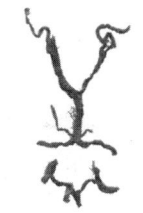

图 5-2　脑基底动脉粥样硬化

ⓔ 图 5-2
脑基底动脉粥样硬化

（2）脑基底动脉粥样硬化（atherosclerosis of basilar artery）（图 5-2）和脑动脉粥样硬化（atherosclerosis of cerebral arteries）（图 5-3）

观察要点：剖开或未剖开的脑基底动脉（有些标本带脑组织）的外观特点。注意脑基底动脉环的结构特点，病变最常见于颈内动脉起始处、基底动脉、大脑中动脉和 Willis 环（动脉瘤好发部位）。病变动脉有不同程度的管腔狭窄甚至闭塞。肉眼可见灰黄色病灶，手触质硬，切面管壁增厚，因动脉管壁较薄可形成小动脉瘤，破裂可引起致命性脑出血。思考：脑动脉粥样硬化对脑皮质有何影响？可导致什么后果？患者会有什么临床表现？

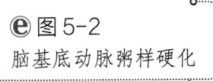

图 5-3　脑动脉粥样硬化

ⓔ 图 5-3
脑动脉粥样硬化

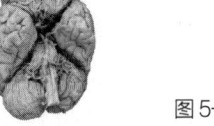

图 5-4　冠状动脉粥样硬化

（3）冠状动脉粥样硬化（coronary atherosclerosis）（图 5-4）

观察要点：横切或纵切的冠状动脉，注意切开的位置和方式（本病好发部位为冠状动脉左前降支起始段）。观察血管管壁的厚度，管腔的变化（狭窄程度）及内膜面的病变特点。冠状动脉粥样硬化病变常呈节段性，因此切开位置很重要，病变多发生于血管的心肌侧，斑块呈新月形，

ⓔ 图 5-4
冠状动脉粥样硬化

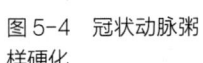
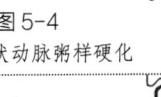

致偏心性狭窄，按狭窄所占管腔的面积可分为 4 级，每级递增约 25%。思考：为什么冠状动脉粥样硬化引起的血管病变呈偏心性狭窄？判断本例管腔的狭窄程度。

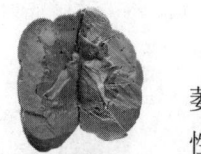

图 5-5　心肌梗死

ⓔ图 5-5
心肌梗死

（4）心肌梗死（myocardial infarction）（图 5-5）

心脏正常解剖学：呈前后略扁的圆锥形，大小与本人右拳相似，在男性重约 270 g，在女性重约 240 g。心内、外膜光滑，左室壁厚 0.8 ~ 1.2 cm，右室壁厚 0.3 ~ 0.4 cm。其瓣膜的周径：二尖瓣为 10 cm，三尖瓣为 12 cm，主动脉瓣为 7.5 cm，肺动脉瓣为 8.5 cm。瓣膜菲薄，腱索细长，富有弹性。

观察要点：本例标本为心脏的剖面或额切面图，重点观察心尖部心肌颜色、质地的变化、梗死区的形状及与正常组织交界处的变化。冠状动脉左前降支起始段已切开，可见管腔狭窄，心肌梗死的区域与血管供应的范围一致。心肌梗死是一个动态过程，6 h 内基本无肉眼可见的变化，6 h 后逐渐出现凝固性坏死的特征，3 ~ 7 天梗死灶变软，呈黄色或黄褐色，周边出现充血出血带、肉芽组织增生、间质水肿和出血，数周到数月后，胶原蛋白沉积，肉芽组织机化形成地图形白色瘢痕。思考：心肌梗死后可能对心脏造成的影响。心肌梗死的原因是什么？临床上患者有何主要表现？

2. 高血压（hypertension）

病史摘要：女性，55 岁。6 年来经常头痛、头晕，在情绪激动及工作紧张时加重。近 1 年胸闷、心悸、尿量增多，血压 200/130 mmHg。尿蛋白（+），X 线检查显示：心脏增大呈靴形。1 天前，患者在工作中突然昏倒，左侧肢体瘫痪，抢救无效死亡。

图 5-6　高血压心脏病并主动脉粥样硬化

ⓔ图 5-6
高血压心脏病并主动脉粥样硬化

（1）高血压心脏病（hypertensive heart disease）（图 5-6）

观察要点：左心室肥大的形态特征。注意观察心脏大小、形状（正常心脏心尖由左心室构成，高血压心脏病时心尖钝圆）、左心室壁厚度、左心室乳头肌和肉柱、心瓣膜、心室腔等的变化并进行描述。长期慢性高血压因外周阻力增加，左心室因压力性负荷增加发生代偿性肥大，质量增加可达 400 g，左心室壁厚度可达 1.5 ~ 2.5 cm，晚期左心室失代偿，心腔扩张，左心室壁相对变薄，肉柱、乳头肌变扁平，称离心性肥大。思考：左心室肥大心脏的病变与血流动力学改变有关，上述改变是如何发生的？对机体有何影响？

图 5-7　原发性颗粒性固缩肾

ⓔ图 5-7
原发性颗粒性固缩肾

（2）原发性颗粒性固缩肾（primary granular atrophy of kidney）（图 5-7）

观察要点：由于肾入球微动脉和肌型小动脉硬化，受累肾单位因缺血而萎缩、纤维化而导致肾体积和表面出现的改变。①肾体积缩小（双侧对称性）、质地变硬、质量减轻（<100 g）（正常成人单肾质量为 150 g）、表面有何变化（光滑、粗糙、有小结节）。②切面肾皮质、髓质有何改变（增厚、变薄）（正常肾皮质厚 3 ~ 5 mm）。③肾盂及肾盂周围组织有何改变。④若有切断的小动脉，观察有何特点。注意外观特点，其体积、形状有何改变。思考：肾表面的颗粒是怎样形成的？

（3）脑出血（cerebral hemorrhage）（图 5-8）

观察要点：注意观察出血灶在脑组织中的部位及范围大小，并思考原因。出血区脑组织完全被破坏，形成囊腔，其内充满坏死组织和凝血块。脑出血是高血压最严重且病死率最高的并发症，多为大出血，常发生在基底核、内囊，其次为大脑白质、脑桥和小脑，约15%发生于脑干。思考：患者出现脑出血后会有何种临床表现？

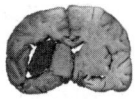

图 5-8 脑出血（高血压）

ⓔ图 5-8
脑出血（高血压）

3. 风湿病（rheumatism）

（1）急性风湿性心内膜炎（acute rheumatic endocarditis）（图 5-9）

病史摘要：女性，10岁。发热伴关节游走性疼痛2个月，心悸、气短1周，下肢水肿、肝脾大，腹水，咳粉红色泡沫样痰，治疗无效死亡。

观察要点：观察瓣膜（尤其是二尖瓣）外观特点，有无水肿、增厚或变硬，有无溃破、穿孔，有无赘生物附着，以及赘生物的数量、大小、形态、颜色与排列。瓣膜病变早期出现肿胀、增厚、失去光泽；如果瓣膜有损伤（易发生在闭锁缘）导致血小板沉积、凝集，形成串珠状单行排列、粟粒大小、灰白色、半透明、与瓣膜粘连牢固不易脱落的疣状赘生物，称疣状心内膜炎。思考：当瓣膜发生改变时，心脏血流动力学会出现哪些变化？病变的本质是什么？若病变反复发作会有什么严重后果？解释此病例临床表现的病理学基础。

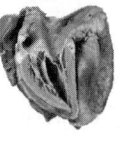

图 5-9 急性风湿性心内膜炎

ⓔ图 5-9
急性风湿性心内膜炎

（2）风湿性心外膜炎（rheumatic pericarditis）（图 5-10）

观察要点：心外膜（脏层心包）病变的特点（性状、颜色）和分布范围，有无增厚及粘连。风湿性心外膜炎的病变特点是浆液和纤维素渗出，大量浆液渗出可导致心包积液；大量纤维素渗出时，渗出物覆盖在心脏表面并因心脏搏动和摩擦形成绒毛状物，称绒毛心。恢复期心脏表面纤维素如未能完全吸收，则会发生机化、粘连。

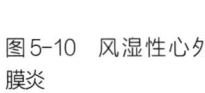

图 5-10 风湿性心外膜炎

ⓔ图 5-10
风湿性心外膜炎

4. 感染性心内膜炎（infective endocarditis）

急性感染性心内膜炎（acute infective endocarditis）（图 5-11）

观察要点：病变对心瓣膜的损害，病变部位，瓣膜有无增厚、粘连、穿孔或破裂。瓣膜表面形成的赘生物的颜色、性状、大小（注意与风湿性心内膜炎进行比较）。思考：结合观察到的赘生物特点，临床上可能出现何种后果？

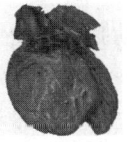

图 5-11 急性感染性心内膜炎

ⓔ图 5-11
急性感染性心内膜炎

（二）组织切片标本

1. 冠状动脉粥样硬化（coronary atherosclerosis）（图 5-1q）

大、中动脉正常组织学：由内膜、中膜、外膜三层构成。内膜由内皮和薄层疏松结缔组织构成，含纵行胶原纤维和少量平滑肌；中膜主要由环行平滑肌、弹性纤维和胶原纤维构成；外膜由疏松结缔组织构成。大动脉为弹性动脉，内膜无内弹性膜；中膜含40~70层弹性膜和大量弹性纤维；外膜较薄。中动脉为肌性动脉，内膜有内弹性膜；中膜含10~40层环行平滑肌纤维，无弹性膜；外膜较厚，有外弹性膜。

切片观察：低倍镜下观察血管壁增厚，外膜未见明显病变。高倍镜下观察增厚血管壁的形态学改变：①内膜表面内皮细胞下大量泡沫细胞聚集或纤维帽形成。②纤维帽下是什么成分？③纤维帽有无玻璃样变性？深层有无坏死物质、胆固醇结晶？坏死物周围有无肉芽组织增生？

2. 原发性颗粒性固缩肾（primary granular atrophy of the kidney）（图 5-2q）

切片观察：部分肾小球明显萎缩，相应的肾小管也萎缩变小或消失，被纤维组织取代。相对正常的肾小球呈代偿性肥大，肾小管扩张，部分肾小管内可见管型。萎缩的肾小球纤维化或玻璃样变，入球微动脉透明变性，管壁增厚，肾间质小动脉内膜也增厚，管腔狭窄，肾间质可见纤维组织增生及淋巴细胞浸润。思考：细动脉硬化肾大体改变和镜下改变的关系如何？

3. 风湿性心肌炎（rheumatic myocarditis）（图 5-3q）

切片观察：观察心肌切片，可按照心内膜、心肌膜、心外膜的顺序，该切片的主要病变在心肌间质结缔组织，在心肌间质小血管附近可见风湿小体和淋巴细胞浸润，风湿小体机化后可形成瘢痕。通过观察，试描述风湿小体的组成成分和风湿细胞的形态特征。

4. 风湿性心外膜炎（rheumatic pericarditis）（图 5-4q）

切片观察：心包分为脏层和壁层，脏层心包即心外膜层，表面为间皮，心外膜外附着一层粉红色物质。思考：此物质成分是什么？风湿性心外膜炎的结局有哪几种？

（徐洪海　高爱社）

思考题

1. 动脉粥样硬化的基本病理变化是什么？粥样斑块可引发哪些并发症？
2. 引起心肌梗死的常见病因是什么？其好发部位、病理变化如何？合并症有哪些？
3. 何谓冠心病？其主要临床表现有哪些？各自病变特点是什么？
4. 什么是高血压？原发性高血压与继发性高血压的病变特点有何区别，可引起心、脑、肾哪些病变？
5. 动脉粥样硬化与原发性高血压之间有何关系？它们的病变特点有何不同？各自可引起心、脑、肾哪些病变及后果？
6. 风湿病的基本病变及发展过程有何特点？
7. 风湿性心脏病如何引起二尖瓣狭窄和关闭不全？其血流动力学及心脏改变如何？临床上有哪些表现？
8. 风湿性心内膜炎、急性细菌性心内膜炎与亚急性细菌性心内膜炎的赘生物在大体及镜下观有何不同？各自对机体有何影响？
9. 试比较高血压心脏病和肺源性心脏病心脏的病变特点，它们各自产生血流动力学改变的机制如何？

数字课程学习……

✐ 自测题　　⤓ 教学 PPT　　📶 微视频

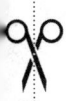

实验作业

年级_____，专业_____，班级_____，姓名_____，学号_____。

1. 观察图 5-6 标本，完成以下填空。

心脏标本，左心室壁厚度_____（正常左心室壁厚度为 1 cm 以内）。左心室乳头肌和肉柱_____，心腔_____，诊断_____。

2. 请列表对比风湿性心内膜炎和感染性心内膜炎的区别。

3. 绘图：图 5-3q，描述病变并做出病理诊断。

	标注

观察倍数：_____

病变描述：_____

_____

病理诊断：_____

4. 选择题

【A2 型题】

（1）男性，59 岁。高血压病史 20 年。晨练时突感剧烈胸痛，大汗淋漓，送医院急诊科抢救无效死亡。尸检：主动脉、冠状动脉、颈动脉及肾动脉见广泛、严重的粥样硬化斑块，冠状动脉不同程度狭窄，左前降支因粥样斑块内出血致管腔几乎完全闭塞，患者死因最可能是（　　）。

  A. 心肌炎　　　　　　　B. 心肌梗死　　　　　　C. 心绞痛

  D. 动脉粥样硬化　　　　E. 高血压

（2）女性，40 岁。风湿病 25 年。1 周前拔牙后开始发热，皮肤出现红色有压痛的小结节，口腔黏膜多个小出血点，心前区闻及收缩期和舒张期杂音。该患者最可能诊断为（　　）。

  A. 急性感染性心内膜炎　　B. 风湿性心肌炎　　　　C. 流行性出血热

  D. 亚急性细菌性心内膜炎　E. 病毒性心肌炎

【B1 型题】

  A. 绒毛心　　　　　　　B. 虎斑心　　　　　　　C. 扁桃心

  D. 梨形心　　　　　　　E. 左心室向心性肥大

（3）女性，严重贫血，伴心肌脂肪变性，在左心室内膜下和乳头肌处出现红黄相间的斑纹，该心脏病变应称为（　　）。

（4）男性，66 岁。高血压病史 30 年。近 3 个月来劳累时出现胸闷、心悸、头晕、头痛，血压 160/120 mmHg，心脏彩超示左心室壁厚 1.8 cm，室间隔 1.5 cm，该心脏病变是（　　）。

（5）男性，40 岁。因尿毒症死亡。尸检：心包腔内有少量浆液，心包脏层和壁层表面附着黄白色粗糙的纤维素渗出物，对心包病变的正确诊断是（　　）。

第六章
呼吸系统疾病

关键词

大叶性肺炎	小叶性肺炎	慢性阻塞性肺疾病
肺源性心脏病	硅沉着病	肺癌

呼吸系统包括导气部和呼吸部，这两部分共同完成机体从外界摄入氧气、排出二氧化碳的功能。呼吸系统疾病种类很多，最常见的是炎症和肿瘤。肺部炎症根据发生部位可分为大叶性肺炎、小叶性肺炎和间质性肺炎，其基本病理变化与炎症基本病理变化变质、渗出、增生有一定的对应关系。肺部肿瘤是人类最常发生的肿瘤，其发生部位、大小、形态学改变与患者的症状、体征及预后有密切联系。影像学检查是呼吸系统疾病临床诊断的重要手段，对病理学学习有重要参考价值。

一、目的与要求

1. 归纳肺炎、慢性阻塞性肺疾病、慢性肺源性心脏病及硅沉着病的病理变化，列举并发症并推测临床病理联系，记忆肺癌的大体和组织学类型，分析其相关性。

2. 通过学习呼吸系统器官和组织（支气管、肺）的观察与描述方法，肉眼判断肺体积有无增大，胸膜表面有无渗出，支气管腔有无扩张或狭窄，肺组织有无实变或疏松；显微镜下观察肺泡腔有无增大或减小，肺泡腔内有无渗出物，肺泡上皮有无增生，肺泡壁是否完整及有无增宽或变窄，肺间质有无特殊改变等。并根据所观察到的疾病形态学改变，推断患者在临床上可能出现的症状、体征和结局。通过将正常与异常相对比、形态与功能相结合、总论与各论相联系，促进知识整合及灵活运用；通过绘图和图表培养观察和概括总结能力；通过病例分析，提高分析问题、解决问题、语言表达及团队合作能力。

二、实验内容

呼吸系统疾病的大体标本及组织切片标本目录见表 6-1。

表 6-1　呼吸系统疾病的大体标本及组织切片标本

分类	大体标本		组织切片标本	
慢性阻塞性肺疾病	6-1	肺气肿		
	6-2	支气管扩张症		
慢性肺源性心脏病	6-3	肺源性心脏病		
肺炎	6-4	大叶性肺炎	6-1q	大叶性肺炎
	6-5	小叶性肺炎	6-2q	小叶性肺炎
肺间质疾病	6-6	硅沉着病	6-3q	硅沉着病
肺癌	6-7	肺癌	6-4q	小细胞肺癌

三、标本观察与学习指导

（一）大体标本

1. 肺气肿（pulmonary emphysema）（图 6-1）

图 6-1　肺气肿

病史摘要：男性，66 岁。患慢性支气管炎 21 年，4 年前开始出现活动后气促伴喘息。查体：桶状胸，双肺叩诊过清音，肺下界和肝浊音界下移，双肺呼吸音减弱，有散在干啰音。胸片：双肺透明度增加。

观察要点：肺组织的体积和弹性的改变，切面观察肺泡有无扩张或肺大泡形成。正常肺的表面被覆薄而光滑的脏层胸膜，透过胸膜可见许多呈多角形的肺小叶。肺气肿是指终末细支气管远端（呼吸性细支气管、肺泡管、肺泡囊和肺泡）含气量过多伴肺泡隔破坏，肺组织弹性减弱，导致肺体积膨大，通气功能降低的疾病。思考：肺气肿分哪几种类型？

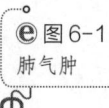

图 6-1 肺气肿

2. 支气管扩张症（bronchiectasis）（图 6-2）

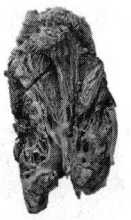

图 6-2　支气管扩张症

病史摘要：女性，60 岁。29 年前确诊为"肺结核病"，经治疗后痊愈。3 年前出现咯血。查体：胸部听诊左下肺有湿啰音。胸部 X 线检查：左下肺肺纹理增多并增粗，其中有多个不规则环状透亮阴影。CT 检查：左下肺内支气管管壁增厚，呈柱状扩张或囊样改变。

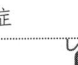

图 6-2
支气管扩张症

观察要点：切面上中小支气管腔的圆柱状或囊状的改变，同时观察支气管腔内有无渗出物，支气管壁有无不规则增厚和纤维化及其周围肺组织有无萎陷、肺气肿、纤维化等改变。正常人的支气管管腔从肺门到肺边缘由粗逐渐变细。肺内小支气管不可复性持久扩张伴反复感染可导致支气管扩张，常伴慢性化脓性炎，以下叶多见，特别是左肺下叶。思考：为何支气管扩张症患者在体位变化时常咳大量脓痰？

3. 肺源性心脏病（pulmonary heart disease）（图 6-3）

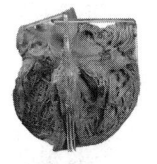

图 6-3　肺源性心脏病

病史摘要：女性，70 岁。22 年前开始咳嗽、咳痰，8 年前出现活动后气促，1 周前病情加重，咳脓痰。查体：体温正常，三尖瓣听诊区可闻及收缩期吹风样杂音。双肺呈肺气肿体征，肝大，双下肢水肿。胸部 X 线检查：肺野透明度增加，下肺肺纹理呈残根状。心脏横径增宽，心尖钝圆上翘，肺动脉段突出，右下肺动脉干增粗。

图 6-3
肺源性心脏病

观察要点：①重点观察右心室壁厚度、肉柱和乳头肌、心腔及肺动脉圆锥的改变。右心室肥大的病理形态学诊断标准是肺动脉瓣下 2 cm 处右心室前壁肌层厚度≥5 mm（正常 3～4 mm）。②注意心瓣膜、心外膜及左心有无改变，如果心腔扩大，可出现瓣膜相对性关闭不全。思考：慢性肺源性心脏病患者出现右心肥大、扩张的机制是什么？为什么晚期肺源性心脏病患者可出现体循环淤血？

4. 大叶性肺炎（lobar pneumonia）（图 6-4）

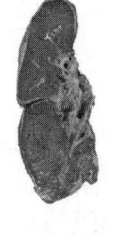

图 6-4　大叶性肺炎

病史摘要：男性，25 岁。因受凉后出现高热、寒战、胸痛、气急 2 日入院。入院后咳铁锈色痰。查体：T 40.3 ℃，呼吸浅快。背部叩诊发现右肺中部及左肺上部呈浊音，触觉语颤增强。胸部 X 线检查：右肺上叶前段及左肺上叶尖后段出现实变，呈大片均匀致密影，边界清晰。血常规：白细胞 19.8×10^9/L。诊断为肺炎，服磺胺类等药物进行治疗。

图 6-4
大叶性肺炎

观察要点：病变累及肺叶的范围和病变部位质地及颜色的改变。属急性纤维素渗出性炎，病变发生在单侧肺，多见于左肺或右肺下叶；渗出物沉积于肺泡和胸膜，引起肺组织颜色和质地的变化。结合病史判断此标本属于大叶性肺炎哪一期。思考：患者可能出现哪些症状和体征？为什么？

5. 小叶性肺炎（lobular pneumonia）（图 6-5）

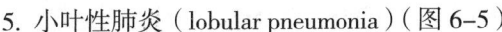

图 6-5　小叶性肺炎

病史摘要：女性，42 岁，体质较弱。因胃溃疡合并出血行胃次全切除术。术后第 5 天开始出现咳嗽、咳黏液性脓痰。查体：T 38 ℃。双肺下叶背侧听诊闻及湿啰音。血常规：白细胞 10.3×10^9/L。胸部 X 线检查：双肺下叶散在不规则灶状阴影。

图 6-5
小叶性肺炎

观察要点：肺表面和切面病灶的大小、颜色、形状及分布等特点，病灶与细支气管的关系。结合镜下改变判断病变的性质，注意胸膜表面有无渗出物。思考：病变区域为什么发生实变？周

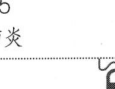

围肺组织有何改变？其病变基础与大叶性肺炎有何异同？

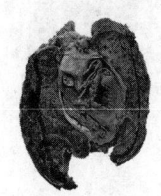

6. 硅沉着病（silicosis）（图6-6）

病史摘要：男性，55岁。患者受凉后进行性呼吸困难、胸闷加重1周入院。有从事开山凿石工作史。20年前开始间歇出现咳嗽、咳痰、气促症状，近几年逐渐加重。查体：T 38.5℃。听诊双肺下叶可闻及散在湿啰音。胸部X线检查：双肺弥漫性结节状阴影。

图6-6　硅沉着病

🖰 图6-6
硅沉着病

观察要点：整个肺组织质地变硬，颜色变黑，切面见多数散在、境界清楚的灰白色粟粒及高粱米粒大小的结节（硅结节），部分融合成较大的硅结节。肺组织内硅结节形成和弥漫性间质纤维化是基本病变，硅结节是硅沉着病的特征性病变。在黑褐色的背景下因大量二氧化硅沉着，可见大小不等的灰白或黑白相间的结节。注意病变处肺组织和周围肺组织有何改变，肺门淋巴结及胸膜有何改变。思考：早期硅沉着病患者离开有硅尘的环境后，病变是否可以痊愈或静止不再发展？硅沉着病的常见并发症有哪些？

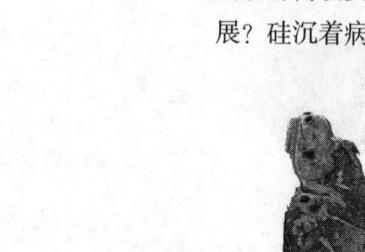

7. 肺癌（carcinoma of the lung）（图6-7）

病史摘要：男性，55岁。吸烟35年，咳嗽、咳痰16年，痰中带血。胸部X线检查：左肺肺门处可见一个类圆形阴影，边缘毛糙。纤维支气管镜显示：左肺上叶支气管近端狭窄。手术切除：支气管周见一新生物。

图6-7　肺癌

🖰 图6-7
肺癌

观察要点：肺癌发生的部位和生长方式，与周围肺组织的分界。标本病变部位位于肺门，又称肺门型，最为常见。早期肿瘤沿支气管向腔内生长，进一步发展破坏支气管壁并累及周围肺组织和肺门淋巴结。肿瘤较大时，形状呈不规则或分叶状，与周围肺组织分界不清，周围可有卫星灶，受累支气管管腔出现狭窄或闭塞。结合总论内容学习肿瘤的大体特点。思考：肺癌在大体上分为几种类型？各自有何特点？

（二）组织切片标本

1. 大叶性肺炎（lobar pneumonia）（图6-1q）

切片观察：低倍镜下观察肺泡壁结构的完整性。高倍镜下观察肺泡壁毛细血管是否扩张或受压，以及肺泡腔内渗出物的成分。掌握"大叶弥漫性"及"纤维素性炎"两个主要特点。思考：切片的病变属于哪一期？为什么？大叶性肺炎属于哪类炎症？患者为什么会咳铁锈色痰？病变肺组织可以完全恢复正常吗？

2. 小叶性肺炎（lobular pneumonia）（图6-2q）

切片观察：先用肉眼观察病变是局灶性还是弥漫性，找到实变区域，然后在低倍镜下确认病灶位置，观察病变累及的部位及与细支气管的关系；高倍镜下描述病灶内的成分。掌握"小叶局灶性"及"化脓性炎"两个主要特点。思考：如何在镜下对小叶性肺炎和大叶性肺炎进行区别？

3. 硅沉着病（silicosis）（图6-3q）

切片观察：①硅结节。早期为吞噬硅尘的巨噬细胞局灶性聚集而成，以后可发生纤维化和玻璃样变性。②弥漫性肺间质纤维化。③残存的肺组织呈代偿性肺气肿。仔细观察和描述病变特点，思考：所见到的是哪一种病变？病变周围肺组织有什么改变？

4. 小细胞肺癌（small cell lung carcinoma）（图 6-4q）

切片观察：在肺组织中可见多量体积较小、大小不等的肿瘤细胞弥漫浸润，肿瘤细胞胞质少，核染色深，核分裂象多见。注意比较肿瘤细胞与周围淋巴细胞的大小，其细胞核是淋巴细胞细胞核的数倍。思考：小细胞肺癌与肺鳞状细胞癌在镜下如何鉴别？

（郑锦花　王绍清）

思考题

1. 从肺组织的形态学改变来看，大叶性肺炎充血水肿期与急性肺水肿有何异同？
2. 什么是慢性阻塞性肺疾病？主要包括哪些疾病？
3. 试用病理学改变解释大叶性肺炎患者的主要症状、体征和胸部 X 线检查表现。
4. 肺源性心脏病和高血压性心脏病的心脏病变特点有何异同？
5. 描述慢性肺源性心脏病的发病机制和病理变化。
6. 肺癌主要的镜下分型有哪些？

数字课程学习……

📝 自测题　⬇教学 PPT　🖥 微视频

实验作业

年级＿＿＿＿＿，专业＿＿＿＿＿＿＿，班级＿＿＿＿＿＿＿，姓名＿＿＿＿＿，学号＿＿＿＿＿＿＿。

1. 观察图 6-4 标本，完成下列填空。

肺体积＿＿＿＿＿＿，胸膜＿＿＿＿＿＿（渗出、粘连还是增厚）。切面质地＿＿＿＿＿＿，呈＿＿＿＿＿＿（颜色）。标本病变属于＿＿＿＿＿＿期。

2. 描述显微镜下观察图 6-4q 切片所见的形态学特点，并对该切片进行诊断。

3. 完成下列填空。

鉴别点	大叶性肺炎	小叶性肺炎
病变性质		
累及范围		
好发年龄		
大体特点		
镜下病变		

4. 绘图：图 6-2q 切片，描述你观察的病变特点，并绘示意图表示。

	标注

观察倍数：＿＿＿＿＿＿＿＿＿＿

病变描述：＿＿＿

病理诊断：＿＿＿＿＿＿＿＿＿＿＿＿＿＿＿＿＿＿＿＿＿＿＿＿＿＿＿＿＿＿＿＿＿＿＿＿

5. 选择题

【A2 型题】

（1）男性，20 岁。2 天前外出郊游时淋雨，骤起畏寒、胸痛、咳嗽、咳棕褐色痰，入院检查：T 39℃，胸部 X 线检查：左肺下叶大片致密阴影，边界模糊。该患者最可能诊断是（　　）。

    A. 小叶性肺炎　　　　　　B. 干酪性肺炎　　　　　　C. 大叶性肺炎

    D. 流行性感冒　　　　　　E. 肺结核

（2）女性，50 岁。反复咳嗽、咳痰、喘息、劳力时呼吸困难 6 年，每年冬春季病情加重。查体：桶状胸，两肺呼吸音减弱。其诊断是（　　）

    A. 肺肉质变　　　　　　　B. 支气管扩张症　　　　　C. 间质性肺炎

    D. 慢性支气管炎　　　　　E. 支气管哮喘

【A3/A4 型题】

男性，56 岁，矿工。近来常出现刺激性干咳，偶有痰中带血，声音嘶哑，T 38℃，胸部 CT 检查发现左肺上叶有 3 cm×4 cm 的致密阴影，边界欠光滑。

（3）应首先考虑的诊断是（　　）。

    A. 大叶性肺炎　　　　　　B. 硅沉着病　　　　　　　C. 支气管扩张症

    D. 肺癌　　　　　　　　　E. 肺结核

（4）为明确诊断，最有价值的检查方法是（　　）。

    A. 血清学检查　　　　　　B. 胸部 MRI　　　　　　　C. 胸部增强 CT

    D. 痰液脱落细胞学检查　　E. 纤维支气管镜 + 活检

（5）患者声音嘶哑最可能的原因是（　　）。

    A. 喉部硅结节形成

    B. 喉结核

    C. 肺癌及转移淋巴结压迫喉返神经

    D. 喉返神经炎

    E. 喉炎

第七章
消化系统疾病

关键词

溃疡病　　病毒性肝炎　　肝硬化　　肝癌　　胃癌

消化系统疾病是临床常见疾病，以消化管和消化腺的炎性疾病和肿瘤性疾病为主。消化管的炎症，如胃炎、消化性溃疡；肿瘤性疾病，如食管癌、胃癌、肠癌。消化腺炎性疾病，如肝炎；肿瘤性疾病，如肝癌，均有一定的代表性意义。将消化管的疾病进行对比性学习不但有助于知识的掌握，也有助于对不同疾病部位产生的临床症状和体征进行更好的理解。按照疾病病程发展进行学习也是本章学习肝炎、肝硬化、肝癌的有效方法之一，对学习和掌握疾病发展过程及形态学改变有一定的帮助。消化系统肿瘤的早期诊断是临床预防和治疗肿瘤的基本要求，理解和掌握癌前病变的形态学特点和定义在临床上有重要意义。

一、目的与要求

1. 掌握消化性溃疡的形态特征及常见并发症，病毒性肝炎的基本病理变化、临床病理类型及各型的病理变化及临床病理联系，肝硬化的概念、发生发展、分型、病理变化及临床病理联系，中晚期食管癌、胃癌、大肠癌和肝癌的大体类型和组织学类型。

2. 大体标本学习方面，学会确定标本在消化系统中的位置，观察其整体外形、大小和切面。学习消化管病变时，学会观察管壁厚度，管腔是否狭窄或扩张；黏膜面有无包块、充血、出血、坏死、溃疡或假膜等；浆膜面颜色、光泽，有无渗出、增厚或粘连等；如果标本带有淋巴结，则检查其数量、大小、颜色和粘连情况等。学习肝病变时，学会观察肝的大小、颜色，表面是否光滑，有无渗出物、增厚或粘连，切面有无充血、出血、坏死、囊腔或结节，若表面或切面有结节应检查结节数量、大小、颜色和分布情况等。

组织切片标本学习方面，学会观察消化管壁各层有无变性、坏死、充血、出血、渗出、增生等改变；肝组织小叶结构是否存在和完整，肝细胞索排列有无紊乱，界板是否整齐，肝细胞有无变性、坏死、增生或癌变，有无胆汁淤积及炎性渗出，门管区有无扩大，胆管有无扩张、增生，血管有无改变，有无结缔组织增生，被膜有无增厚或炎性渗出。

二、实验内容

消化系统疾病的大体标本及组织切片标本目录见表 7-1。

表 7-1　消化系统疾病的大体标本及组织切片标本

分类	大体标本		组织切片标本	
食管疾病	7-1	食管癌（溃疡型）		
胃疾病	7-2	慢性萎缩性胃炎	7-1q	慢性萎缩性胃炎
	7-3	慢性肥厚性胃炎		
	7-4	胃溃疡	7-2q	胃溃疡
	7-5	溃疡型胃癌		
			7-3q	胃印戒细胞癌
肠道疾病	7-6	直肠癌（溃疡型）		
肝疾病	7-7	急性重型肝炎		
	7-8	亚急性重型肝炎		
	7-9	小结节性肝硬化	7-4q	小结节性肝硬化
	7-10	巨块型肝癌	7-5q	肝细胞性肝癌
	7-11	结节型肝癌		

三、标本观察与学习指导

（一）大体标本

1. 食管癌（esophageal carcinoma）（图 7-1）

病史摘要：男性，62岁。咽下哽噎感1年，进行性吞咽困难6月余，近2个月加重，不能进干食，1个月来进流食亦困难，全身极度消瘦，恶病质死亡。

食管正常解剖学：食管全长约25 cm，分为颈部、胸部和腹部。食管行程中有3个狭窄部，是食管内异物容易滞留及食管癌的好发部位。第一个狭窄位于起始处，距中切牙约15 cm；第二个狭窄位于左主支气管跨越食管前方处，距中切牙约25 cm；第三个狭窄位于食管穿过食管裂孔处，距中切牙约40 cm。

观察要点：发生在食管黏膜的肿瘤形成溃疡的特点。包括肿瘤的大小、溃疡的边缘是平坦还是隆起，是否整齐；底部是否平整，有无出血、坏死；此外，检查黏膜皱襞的完整性有无破坏和中断，肿瘤境界及与周围组织联系，如侵犯周围组织，患者会出现哪些症状？结合病史分析肿瘤病变与临床症状之间的联系。

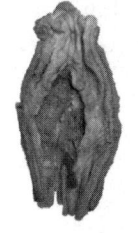

图 7-1 食管癌（溃疡型）

ⓔ 图 7-1
食管癌（溃疡型）

2. 慢性萎缩性胃炎（chronic atrophic gastritis）（图 7-2）

病史摘要：男性，65岁。上腹胀痛30余年，伴进行性消瘦、贫血10年。因肺炎伴感染性休克死亡。

观察要点：胃黏膜表面形态和颜色的改变。表面形态包括胃黏膜是否变薄、皱襞有无变平、变细或减少、消失，黏膜下血管清晰可见；胃黏膜颜色正常呈橘红色，观察胃黏膜颜色有无变浅、灰白或灰黄；伴随改变还有渗出、出血、糜烂等。慢性萎缩性胃炎分为两型：A型，与自身免疫有关；B型，与幽门螺杆菌感染关系密切。

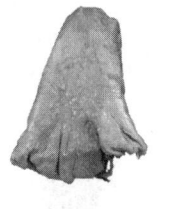

图 7-2 慢性萎缩性胃炎

ⓔ 图 7-2
慢性萎缩性胃炎

3. 慢性肥厚性胃炎（chronic hypertrophic gastritis）（图 7-3）

观察要点：胃黏膜有无增厚？胃皱襞有无肥大、加深、变宽？胃皱襞有无裂隙？有无疣状隆起的小结节？胃黏膜皱襞显著增厚如脑回状是慢性肥厚性胃炎的特征，易发生在胃底和胃体，病变可呈局限或弥漫性。

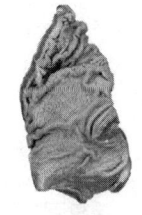

图 7-3 慢性肥厚性胃炎

ⓔ 图 7-3
慢性肥厚性胃炎

4. 胃溃疡（chronic gastric ulcer）（图 7-4）

胃的正常解剖：胃的入口为贲门，出口称幽门，接十二指肠。胃分为4部分：贲门部、胃底、胃体和幽门部。胃左缘较长，称胃大弯；右缘较短，称胃小弯。胃小弯在下行途中折向右上，略呈一角，称角切迹，临床称胃角，此部又可分为左侧的幽门窦和右侧的幽门管。

病史摘要：男性，59岁。反复上腹部疼痛伴反酸、嗳气16年，进食后加重，经常排黑便，呕血2次，呈休克状态入院。钡餐X线检查显示胃窦部小弯侧见一龛影，突出于胃轮廓之外。

观察要点：病变发生的部位和形态特点。胃溃疡多位于胃小弯近幽门处，胃窦部多见。形态特点应包括大小和形状：直径<2 cm，通常呈圆形或卵圆形；边缘平坦整齐，底部平坦、干净

图 7-4 胃溃疡

ⓔ 图 7-4
胃溃疡

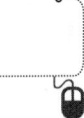

（有时会有渗出物被覆），深浅不一；周围黏膜皱襞因溃疡修复出现车辐状向溃疡集中的现象。

5. 溃疡型胃癌（ulcerated gastric carcinoma）（图7-5）

病史摘要：男性，57岁。上腹不适、疼痛9年，疼痛加重伴食欲不振、全身无力、消瘦1年。钡餐X线检查：胃窦部小弯侧可见一半月形龛影，位于胃轮廓之外，行胃次全切除术。

观察要点：癌变部位形成溃疡的特点，并与消化性溃疡进行比较鉴别。溃疡型胃癌属进展期胃癌，癌组织侵犯肌层的深度与预后、转移关系密切。溃疡型胃癌多因癌组织坏死、脱落后形成，因此在形态上多呈皿状，边缘隆起如火山口，底部因癌组织浸润质脆、易出血。根据标本观察掌握良性、恶性溃疡的大体诊断依据。

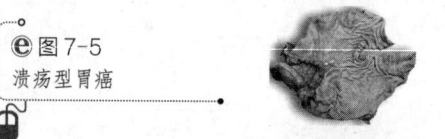
图7-5　溃疡型胃癌
图7-5 溃疡型胃癌

6. 直肠癌（rectal carcinoma）（图7-6）

观察要点：肠黏膜面有无肿物？肿物的大体形态为溃疡型、隆起型还是浸润型？注意描述病变大小、形状、颜色、有无出血坏死、与周围组织关系、肠壁分层关系等。观察结肠袋、肠脂垂、肛门的正常结构。

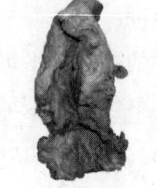
图7-6　直肠癌（溃疡型）
图7-6 直肠癌（溃疡型）

7. 急性重型肝炎（acute severe hepatitis）（图7-7）

病史摘要：男性，27岁。肝区疼痛、乏力、黄疸4天，腹胀、皮下出血、神志恍惚1天，丙氨酸氨基转移酶（ALT）明显升高，因呕血、便血、昏迷死亡。

观察要点：肝体积显著缩小，尤以左叶为甚，质地柔软、质量减轻，被膜皱缩，切面呈黄色或黄褐色。又称急性黄色肝萎缩。

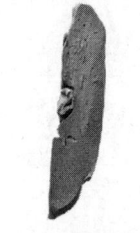
图7-7　急性重型肝炎
图7-7 急性重型肝炎

8. 亚急性重型肝炎（subacute severe hepatitis）（图7-8）

病史摘要：女性，34岁。17天前诊断为急性普通型肝炎，现病情加重，ALT明显升高，出现皮下出血、呕血、便血，腹胀、黄疸加重，昏迷，死亡。

观察要点：观察脏器体积、质量有无变化？注意脏器被膜、边缘和切面颜色及仔细查找有无结节，如有，描述结节大小、数量、分布情况及结节间隔等。注意区分和急性重型肝炎有何不同。

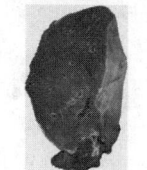
图7-8　亚急性重型肝炎
图7-8 亚急性重型肝炎

9. 小结节性肝硬化（micronodular cirrhosis）（图7-9）

病史摘要：男性，44岁。慢性病毒性肝炎13年，近日消瘦、乏力、腹胀。B超检查，腹水300 mL，肝变小，有大小不等强回声团。CT检查：肝内有大小不等结节，CT值高，疑癌变。AFP轻度升高。

观察要点：脏器体积、质量、质地、被膜、边缘有何改变？脏器表面、切面有无结节？如有进行描述，包括大小、形状、数量、分布、颜色、质地、结节间隔等。通过以上描述，初步判断为哪型肝硬化。

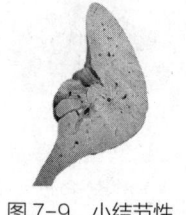
图7-9　小结节性肝硬化
图7-9 小结节性肝硬化

10. 肝细胞癌（hepatic carcinoma）（图 7-10，图 7-11）

观察要点：注意观察脏器的表面、切面、质地如何？有无结节？有无出血坏死？如有结节，结节的数量、大小，有无包膜，分布如何？结节旁有无正常组织，结节旁组织和结节有无不同？

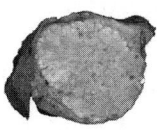

图 7-10 巨块型肝癌

ⓔ 图 7-10
巨块型肝癌

图 7-11 结节型肝癌

ⓔ 图 7-11
结节型肝癌

（二）组织切片标本

1. 慢性萎缩性胃炎（图 7-1q）

切片观察：病变区胃黏膜萎缩变薄，数目减少，腺体变小并有囊性扩张。黏膜固有层内有多量的淋巴细胞、浆细胞浸润，纤维组织不同程度增生，黏膜腺体可见肠上皮化生和（或）假幽门腺化生。

2. 胃溃疡（gastric ulcer）（图 7-2q）

切片观察：组织两侧为正常胃组织，中央胃黏膜层和黏膜下层缺损，病灶深达肌层。溃疡从内向外分四层：炎性渗出层、坏死层、肉芽组织层、瘢痕层。瘢痕底部可见小动脉管壁增厚，管腔狭窄或有血栓形成。胃溃疡的病程越长，肉芽组织和瘢痕组织层越厚。

3. 胃印戒细胞癌（图 7-3q）

切片观察：正常胃肠道有四层结构，低倍镜下观察胃黏膜层、黏膜下层增宽，黏膜下可见淡蓝色黏液池、黏液湖形成，黏液中漂浮散在分布细胞，高倍镜下观察此种细胞的形态结构。

4. 小结节性肝硬化（图 7-4q）

切片观察：低倍镜下观察肝小叶被大小不等的圆形或类圆形肝细胞结节代替，结节周边包绕增生的纤维组织。肝硬化最重要的原因是病毒性肝炎，在肝硬化标本中能否找到与肝炎的基本病理变化对应的病变？

5. 肝细胞性肝癌（图 7-5q）

切片观察：癌细胞的组织结构和细胞异型性，癌实质和间质的排列与比例及继发性病理变化。

（王晓晖 王 丽）

思考题

1. 胃和大肠的哪些疾病分别与胃癌和大肠癌的发生有关？

2. 在肠道可以形成溃疡的疾病有哪些？比较其病变及临床病理联系特点。

3. 从病毒性肝炎、肝硬化至原发性肝癌，其病理学发生发展过程是怎样的？

4. 在肝内形成结节的疾病有哪些？肝癌结节如何与肝硬化结节鉴别？

数字课程学习……

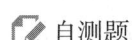 自测题　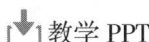 教学 PPT　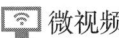 微视频

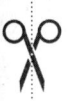

实验作业

年级＿＿＿＿，专业＿＿＿＿＿＿，班级＿＿＿＿＿＿，姓名＿＿＿＿，学号＿＿＿＿＿＿。

1. 观察图 7-4 胃溃疡标本，完成下列填空。

胃黏膜皱襞＿＿＿＿（有 / 无中断），胃黏膜＿＿＿＿（有 / 无缺损），如有缺损，病变位于＿＿＿＿，数量＿＿个，大小＿＿ cm，＿＿＿＿形状，边缘＿＿＿＿，深达＿＿＿＿，底部＿＿＿＿，周围黏膜皱襞＿＿＿＿排列。

2. 描述图 7-4q 门脉性肝硬化切片所见的病理组织特点。

3. 结合消化性溃疡标本，描述胃溃疡和十二指肠溃疡病理变化的异同点。

4. 完成下列填空。

鉴别点	急性重型肝炎	亚急性重型肝炎
发病情况		
肉眼观		
镜下观		
临床病理联系		

5. 绘图：描述图 7-2q 切片的病理组织学特点，并绘示意图。

	标注

观察倍数：＿＿＿＿＿＿＿＿

病变描述：＿＿＿

病理诊断：＿＿＿＿＿＿＿＿＿＿＿＿＿＿＿＿＿＿＿＿＿＿＿＿＿＿＿＿＿＿

6. 选择题

【A2 型题】

（1）男性，58 岁。10 年前患急性黄疸型肝炎，有长期饮酒史。近 2 个月食欲减退，腹胀，肝区疼痛，巩膜黄染。肝穿刺活检见肝小叶结构被分割破坏，增生的纤维组织条索穿插包绕肝小叶及再生肝细胞团。该患者应诊断为（　　　）。

　A. 急性黄疸型肝炎复发　　　B. 中度慢性肝炎　　　　　C. 亚急性重症肝炎

　D. 门脉性肝硬化　　　　　　E. 酒精性肝炎

（2）女性，40 岁。上腹部不适、呕血入院，胃镜发现胃底部有 3 cm×4 cm 的卵圆形肿物突向胃腔，镜检见肿瘤主要由梭形细胞构成，免疫组织化学：梭形细胞 Dog-1、CD117 和 CD34 均为阳性，该肿瘤的诊断是（　　）。

　A. 胃平滑肌瘤　　　　　　　B. 胃间质瘤　　　　　　　C. 胃纤维瘤

　D. 息肉型胃癌　　　　　　　E. 胃息肉

【B1 型题】

　A. 烧瓶状溃疡　　　　　　　B. 地图状溃疡　　　　　　C. 火山口状溃疡

　D. 斜漏斗状溃疡　　　　　　E. 裂隙状溃疡

（3）男性，38 岁。因周期性上腹部疼痛、反酸、嗳气行胃镜检查，诊断慢性胃溃疡，其溃疡的形状是（　　　）。

（4）女性，60 岁。近日来排便次数增加、大便带血，突然消瘦，门诊初步诊断为结直肠癌，肠镜下最可能见到（　　　）。

（5）男性，20 岁。近 3 年常出现右下腹及脐周疼痛，腹泻及肠梗阻症状。肠镜见病变位于末段回肠，病理检查：肠壁内见无干酪样坏死的结核样肉芽肿，拟诊为 Crohn 病，肠镜可见肠黏膜有（　　　）。

第八章
泌尿系统疾病

关键词

弥漫增生　　新月体　　肾病综合征　　肾硬化

泌尿系统疾病以炎症、肿瘤最为常见。炎症性疾病以肾为主，不同的损伤因子、不同部位的病变会产生特定的病理形态学改变和临床综合征，了解肾小球、肾小管和肾间质的结构与尿滤过机制、病变发生的部位和形态学特点，对理解患者出现的临床表现有重要帮助。在形态学改变上，由于肾病变细微，常借助特殊染色、免疫荧光和电镜等方法进行病理诊断。泌尿系统肿瘤发生部位与临床表现联系密切，特定部位的肿瘤还会影响内分泌系统。

一、目的与要求

1. 列举肾小球疾病的病理变化类型与各组临床综合征，以及其临床病理联系。熟记肾盂肾炎的病因和发病机制、病理变化及其临床病理联系。学习肾细胞癌、尿路上皮癌的病理变化，推测其临床病理联系。

2. 通过观察，学会对大红肾、颗粒性固缩肾、肾癌、尿路上皮细胞癌外观形状的描述。初步辨别肾小球增生性病变、新月体病变、肾硬化病变，学会分析组织学改变与器官标本在大体形态改变之间的联系。根据肾癌、尿路上皮癌的形态学特征，思考其扩散特征与临床症状。

二、实验内容

泌尿系统疾病的大体标本及组织切片标本目录见表 8-1。

表 8-1　部分泌尿系统疾病的大体标本及组织切片标本

分类	大体标本		组织切片标本	
肾小球肾炎	8-1	急性弥漫增生性肾小球肾炎	8-1q	急性弥漫增生性肾小球肾炎
	8-2	慢性硬化性肾小球肾炎	8-2q	慢性硬化性肾小球肾炎
肾盂肾炎	8-3	慢性肾盂肾炎		
肾细胞癌	8-4	肾细胞癌	8-3q	肾透明细胞癌
尿路上皮细胞癌	8-5	膀胱尿路上皮细胞癌	8-4q	高级别乳头状尿路上皮癌

三、标本观察与学习指导

图 8-1　急性弥漫增生性肾小球肾炎

ⓔ 图 8-1
急性弥漫增生性肾小球肾炎

（一）大体标本

1. 急性弥漫增生性肾小球肾炎（acute diffuse proliferative glomerulonephritis）（图 8-1）

病史摘要：女性，12 岁。咽痛半月后出现眼睑水肿、少尿和血尿。尿常规检查见管型及轻度蛋白，血尿素氮升高，血压升高。按急性肾小球肾炎治疗，其间死于车祸。

观察要点：肾表面和切面的病变特点。肾形态、体积是否有改变？肾表面是否色红、是否有出血点？切面观察皮、髓质分界是否清楚？皮质有无增宽？本例标本被膜已剥离，仅剩下肾门处少许光滑被膜。急性弥漫增生性肾小球肾炎是单侧性还是双侧性病变？

图 8-2　慢性硬化性肾小球肾炎

ⓔ 图 8-2
慢性硬化性肾小球肾炎

2. 慢性硬化性肾小球肾炎（chronic sclerosing glomerulonephritis）（图 8-2）

病史摘要：男性，45 岁。2018 年诊断为 IgA 肾病，一直有轻度间歇性血尿、蛋白尿。近年来明显多尿、夜尿，高血压和贫血。近日患者因严重氮质血症而住院。死于尿毒症。

观察要点：肾体积变小、质硬，表面弥漫性细小颗粒（凹陷为肾实质硬化萎缩病变，突起区为代偿性病变），观察颗粒分布是否均匀，颗粒大小是否相等。切面肾皮质变薄，皮质、髓质分界不清，可见小囊腔。结合病史分析夜尿增多和低比重尿、高血压、贫血与病理改变之间的关系。

3. 慢性肾盂肾炎（chronic pyelonephritis）（图 8-3）

病史摘要：女性，50 岁。因"反复腰背酸痛多年，血压增高 3 年，伴夜尿、多尿"入院。B 超检查显示双侧肾不对称性缩小。多次住院后死于尿毒症。

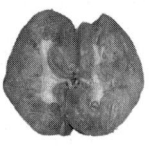

图 8-3　慢性肾盂肾炎

观察要点：病变肾变小、变形，表面出现不规则凹陷性瘢痕灶的显著特征。切面可见肾盂局部扩张或收缩变形，黏膜增厚、变硬，肾乳头萎缩，在边缘病灶部位肾皮质变薄，皮、髓质分界不清，实质内可见灰白色条索状或放射状瘢痕。若双肾受累，两侧肾的病变程度和分布可以不对称。观察时可对比正常肾结构和其他类型肾病变进行学习，思考慢性肾盂肾炎与慢性肾小球肾炎外观形态的区别。

Ⓔ 图 8-3
慢性肾盂肾炎

4. 肾细胞癌（renal cell carcinoma）（图 8-4）

病史摘要：男性，53 岁。因"无痛性间歇性血尿 3 月余，伴腰部胀痛 1 个月"入院。影像学检查发现，右肾区上极肿块，肺见多个类圆形小阴影；考虑肾细胞癌行手术切除。

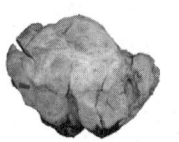

图 8-4　肾细胞癌

观察要点：肿瘤的部位和切面观察肿瘤的颜色。肾细胞癌常为单个，多呈球形，肿瘤与周围肾组织分界比较清楚。可见假包膜。切面通常为实性，部分可见小囊腔，肿瘤因出血、坏死、钙化而呈红色、灰黄色、灰白色等多彩状改变。结合病史，血尿、腰痛、肿块三联征是肾细胞癌患者的主要临床表现，无痛性间歇性肉眼全程血尿为首发症状。

Ⓔ 图 8-4
肾细胞癌

5. 膀胱尿路上皮癌（urothelial carcinoma of bladder）（图 8-5）

病史摘要：男性，60 岁。因"无痛性血尿 2 个月，伴尿频、尿急、尿痛 3 天"入院。膀胱镜检见底部菜花状肿物，行病理检查诊断为尿路上皮细胞癌而行手术切除。

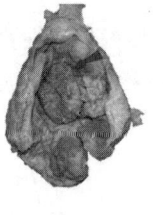

图 8-5　膀胱尿路上皮细胞癌

观察要点：切开膀胱中肿瘤的特征性改变。观察黏膜面肿瘤的形状和大小并描述，表面有出血坏死形成溃疡。膀胱的肿瘤以侧壁、后壁、三角区、输尿管开口处多见。外观多呈乳头状、菜花状、息肉状。结合病例分析肿瘤表面特征与血尿的关系、尿细胞学检查可能有哪些变化。

Ⓔ 图 8-5
膀胱尿路上皮细胞癌

（二）组织切片标本

1. 急性弥漫增生性肾小球肾炎（acute diffuse proliferative glomerulonephritis）（图 8-1q）

切片观察：按照肾小球、肾小管、肾间质的顺序观察。肾小球观察体积改变和细胞数目的变化，这些增生的细胞主要是系膜细胞和内皮细胞。肾小球细胞增生导致毛细血管腔的变化（堵塞或狭窄），引起肾小球缺血、坏死、微血栓形成；肾小管观察有无水肿和管腔内管型；肾间质观察充血、水肿、炎性细胞浸润情况。可对比正常肾组织切片进行学习。思考：临床患者水肿主要是由哪些病变引起？

2. 慢性硬化性肾小球肾炎（chronic sclerosing glomerulonephritis）（图 8-2q）

切片观察：肾皮质中大部分肾小球萎缩、纤维化及透明变性。由于胶原纤维的收缩作用，使萎缩、纤维化的肾小球有明显聚集靠拢的现象。主要见于完全纤维化及其透明变性的肾小球。而部分纤维化的肾小球（保持有细胞核者）及仅见有肾小球囊纤维组织增生而增厚者，一般未见靠拢集中现象。部分肾小管萎缩，间质纤维组织明显增生，并见多数淋巴细胞和浆细胞浸润。部分肾小球增生、肥大。肾小管扩张，内含透明管型。

3. 肾透明细胞癌（clear cell carcinoma of kidney）（图 8-3q）

切片观察：从细胞形态和组织结构两方面观察。细胞形态：注意癌细胞的形状、胞质及胞核的特点。癌细胞呈立方形及多边形，胞质空亮透明状，细胞核体积较小，呈圆形或椭圆形，染色较深，位于细胞中央。组织结构：癌细胞呈条索及实性排列，间质较少，血管丰富，可见出血、坏死。结合肿瘤组织结构特点，解释为什么肾细胞癌容易血道转移且预后差。

4. 高级别乳头状尿路上皮癌（high-grade papillary urothelial carcinoma）（图 8-4q）

切片观察：注意观察癌细胞排列特点，细胞层次与异型性特点，与低级别乳头状尿路上皮癌比较鉴别。镜下癌组织仍保持乳头状结构，但大多不规则，粗细不等，并可见实体性癌巢。癌细胞层次明显增多，癌细胞大小不等，形状不一，极向紊乱，细胞核深染，核分裂象多见。

（欧海玲　靳晓飞）

思考题

1. 描述急性弥漫增生性肾小球肾炎的病理变化，结合其病理变化解释临床症状。
2. 慢性硬化性肾小球肾炎晚期会出现多尿、夜尿、低比重尿和高血压等表现，试用其病理变化来解释这些表现。
3. 列表比较慢性硬化性肾小球肾炎与慢性肾盂肾炎的不同点。

数字课程学习……

📝 自测题　　⬇️ 教学 PPT　　🖥️ 微视频

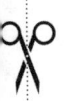

实验作业

年级_____，专业_____，班级_____，姓名_____，学号_____。

1. 观察图 8-5 标本，完成下列填空。

膀胱黏膜表面肿物呈_____（形状），颜色_____，边界_____

_____，肿物表面_____。

2. 描述你在显微镜下观察图 8-1q 肾组织切片所见的形态特点，并对所见病变特点进行病理诊断。

3. 完成下列肾小球肾炎病理类型的光镜病理特点填空。

病理类型	光镜下主要病理特点
急性弥漫增生性肾小球肾炎	
新月体性肾小球肾炎	
膜性肾病	
微小病变性肾小球肾炎	
局灶性节段性肾小球硬化症	
膜增生性肾小球肾炎	
系膜增生性肾小球肾炎	
IgA 肾病	
慢性硬化性肾小球肾炎	

4. 绘图：图 8-3q。

	标注

观察倍数：_____

病变描述：_____

_____

病理诊断：_____

5. 选择题

【A2 型题】

（1）女性，6 岁。水肿伴尿少 3 天，病前 3 天有上呼吸道感染史，查体：血压 92/60 mmHg，眼睑及颜面水肿，下肢凹陷性水肿。实验室检查：血浆白蛋白 22 g/L，胆固醇 7.2 mmol/L，肾功能正常，血 C3 1.25 g/L，尿常规：RBC 10/HP，蛋白（++++）。该患儿最可能的诊断是（　　　）。

　A. 慢性肾小球肾炎

　B. 急性弥漫增生性肾小球肾炎

　C. 病毒性肾炎

　D. 原发性单纯性肾病综合征

　E. IgA 肾病

（2）女性，35 岁。3 年来多次出现发热、腰痛伴尿频和尿痛，发作时用抗生素治疗有效，近 1 年夜尿增多，尿常规：RBC 0 ~ 3 个 /HP，WBC 3 ~ 10 个 /HP，尿比重 1.013。肾盂造影见肾盂肾盏狭窄变形，肾小盏扩张。首先考虑的诊断是（　　　）。

　A. 慢性肾小球肾炎　　　　B. 肾盂积水　　　　　　C. 慢性肾盂肾炎
　D. 肾结核　　　　　　　　E. 肾囊肿合并感染

【B1 型题】

　A. 两肾对称性缩小、质地变硬，表面呈弥漫的细颗粒状，皮质、髓质分界不清。

　B. 一侧或双侧肾增大，皮质有多个小脓肿，肾盂有脓液附着。

　C. 两肾肿大、苍白色，表面有点状出血，皮质增厚。

　D. 两肾体积不对称缩小，表面有不规则凹陷性瘢痕，质地变硬，肾盂、肾盏变形。

　E. 两肾对称性肿大，表面光滑，充血呈红色，有散在的点状出血，皮质增厚。

（3）女性，27 岁。因发热、腰痛、尿频、尿痛就诊，伴脓尿和菌尿，肾肉眼变化可表现为（　　　）。

（4）男性，67 岁。患高血压病 20 多年，近 1 年患者出现多尿、夜尿及低渗尿，该患者肾改变最可能是（　　　）。

（5）女性，24 岁。突发少尿、血尿、颜面水肿入院，检查尿蛋白（++++），RBC 10 个 /HP，肾穿刺见大量新月体，其肾肉眼变化可表现为（　　　）。

第九章
生殖系统和乳腺疾病

关键词

宫颈癌　　葡萄胎　　绒毛膜癌　　浸润性导管癌

乳腺癌和宫颈癌为女性最常见的恶性肿瘤，发病率不断上升而且年轻化趋势明显。乳腺癌的好发部位与形态特点是临床上确定手术方案的重要参考，免疫组织化学和分子病理学诊断对判断预后有重要帮助。宫颈癌病变部位特殊，早期发现有积极的临床意义，脱落细胞学检查是早期发现的重要手段。卵巢肿瘤和子宫肿瘤的外观形态、镜下形态与其生物学特点密切相关。正确观察、描述肿瘤病变对医学生今后从事临床工作有重要意义。

一、目的与要求

1. 熟记并列举女性生殖系统常见疾病：宫颈癌、子宫内膜癌、子宫平滑肌瘤、卵巢浆液性囊腺瘤、卵巢黏液性囊腺瘤、畸胎瘤、葡萄胎、侵袭性葡萄胎、子宫绒毛膜癌的形态学特征和临床病理联系。记忆并分析乳腺癌的形态学特征和临床病理联系。

2. 通过观察标本，举例说明宫颈癌的大体类型，卵巢囊性肿瘤和实性肿瘤的特点，妊娠滋养层细胞疾病葡萄胎、侵袭性葡萄胎、绒毛膜癌的区别。

二、实验内容

生殖系统和乳腺疾病的大体标本及组织切片标本目录见表 9–1。

表 9–1　生殖系统和乳腺疾病的大体标本及组织切片标本

分类	大体标本		组织切片标本	
宫颈疾病	9–1	宫颈癌	9–1q	宫颈鳞状细胞癌
子宫体肿瘤	9–2	子宫内膜癌		
	9–3	子宫平滑肌瘤		
卵巢肿瘤	9–4	卵巢浆液性囊腺瘤		
	9–5	卵巢黏液性囊腺瘤		
	9–6	卵巢癌		
	9–7	卵巢畸胎瘤（囊性）		
妊娠滋养层细胞疾病	9–8	葡萄胎	9–2q	葡萄胎
	9–9	侵袭性葡萄胎		
	9–10	子宫绒毛膜癌	9–3q	子宫绒毛膜癌
乳腺肿瘤	9–11	乳腺癌	9–4q	乳腺浸润性导管癌
男性生殖系统				

三、标本观察与学习指导

（一）大体标本

1. 宫颈疾病

子宫解剖学位置与结构：子宫位于盆腔中央，在膀胱与直肠之间。子宫大小与年龄及生育有关，未产者长约 7.5 cm，宽约 5 cm，厚约 3 cm，质量 30～40 g。子宫可分为底、体和颈三个部分。宫腔呈倒置三角形，深约 6 cm，上方两角为"子宫角"，通向输卵管。下端狭窄为"峡部"，长约 1 cm。子宫体与宫颈比例因年龄而异，婴儿期为 1∶2，青春期为 1∶1，生育期为 2∶1。子宫壁由外向内为浆膜、肌层及内膜三层，子宫内膜随月经周期变化。宫颈分为阴道上部和阴道部，前者黏膜为柱状上皮，后者黏膜为鳞状上皮。观察时应注意子宫的形状、大小和表面的变化，以及子宫壁三层的厚度，是否有肿物或出血；宫颈是否光滑，有无出血、糜烂，有无肿物、囊肿等。

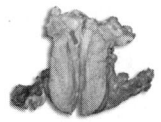

图 9-1　宫颈癌

ⓔ图 9-1
宫颈癌

宫颈癌（cervical carcinoma）（图 9-1）

病史摘要：女性，47 岁，已婚。因下腹部、腰骶部坠胀，月经不规律 1 年余，阴道接触性出血伴右下腹疼痛 3 月余入院。盆腔检查：宫颈有渗出，宫颈外口呈菜花状，有出血。行子宫全切及盆腔淋巴结清扫术。

观察要点：发生在宫颈部位的肿瘤形态及与周围组织的关系。观察子宫的外形有无变化，思考宫颈癌好发于子宫的部位，此病变的大小、颜色、形态、累及范围及生长方式。中晚期宫颈癌肉眼可分为糜烂型、外生型、内生型和溃疡型。思考：本例属于哪一型？各种类型的宫颈癌在临床上有哪些表现？结合宫颈的解剖部位，描述晚期宫颈癌可能蔓延累及的器官。

2. 子宫体肿瘤

（1）子宫内膜癌（endometrial carcinoma）（图 9-2）

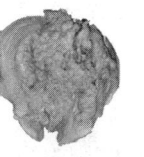

图 9-2　子宫内膜癌

ⓔ图 9-2
子宫内膜癌

病史摘要：女性，53 岁，已婚，绝经 3 年余。因无痛性阴道出血 2 月余入院。体检：子宫增大。行诊刮术，病理诊断子宫内膜癌。行子宫全切术。

观察要点：确定肿瘤发生的部位，肉眼观是属于局限型还是弥漫型？正常子宫内膜厚度在处于月经周期分泌晚期时约为 1 cm。观察本标本肿块的大小和分布情况、颜色及浸润情况，肿瘤表面有无出血、坏死。解释患者出现的临床表现，描述肿瘤累及的范围。

（2）子宫平滑肌瘤（leiomyoma of the uterus）（图 9-3）

图 9-3　子宫平滑肌瘤

ⓔ图 9-3
子宫平滑肌瘤

病史摘要：女性，45 岁，已婚。因经期延长、经量增多伴全身乏力、心慌 6 月余入院。体检：子宫增大。B 超发现子宫肌层数个稍低回声团块，边界清晰。诊断为多发性子宫平滑肌瘤。行子宫全切术。

观察要点：子宫平滑肌瘤发生部位、数量和形态特点。肌瘤常发生在子宫肌壁内，也可发生在浆膜下和黏膜下，常为多发，大小差异较大，小的需通过镜下才能观察，大的如成人拳头大小甚至更大。肿瘤多呈球形，境界清楚，无包膜，切面呈灰白色编织状。当肌瘤生长较快或供血不足时，可发生玻璃样变、黏液样变、囊性变、水肿、出血、坏死等继发改变。

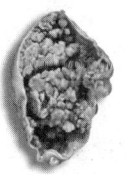

图 9-4　卵巢浆液性囊腺瘤

ⓔ图 9-4
卵巢浆液性囊腺瘤

3. 卵巢肿瘤

卵巢正常解剖学结构：卵巢为灰白色椭圆形组织，表面光滑或凸凹不平。成人卵巢大小约 4 cm×3 cm×1 cm，质量 5~6 g。卵巢表面覆盖一层单层立方或扁平上皮，切面灰白，质地致密，较硬，有时可见黄体及血体。观察时应注意：①卵巢的大小、形状及其与输卵管的关系。②切面有无肿物、囊肿及出血。③囊肿的内容物及肿物的形态特点等。

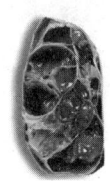

图 9-5　卵巢黏液性囊腺瘤

ⓔ图 9-5
卵巢黏液性囊腺瘤

（1）卵巢浆液性/黏液性囊腺瘤（serous/mucinous cystadenoma of the ovary）（图 9-4，图 9-5）

病史摘要：女性，35 岁，已婚。因下腹部间歇性疼痛 1 年余，B 超发现右附件包块 1 天入院。B 超检查发现右侧附件有一直径约 6 cm 的囊性肿物，有触痛。行右附件包块剥除术。

观察要点：囊性肿物是呈单房还是多房？囊内液体的性状和肿瘤的形态如何？一般表面光滑，浆液性的液体清亮，切开后流失，黏液性液体黏稠，固定后呈胶冻状。此外要注意囊壁厚度和囊内壁是否光滑，浆液性可伴有乳头状突起，黏液性则乳头少见。

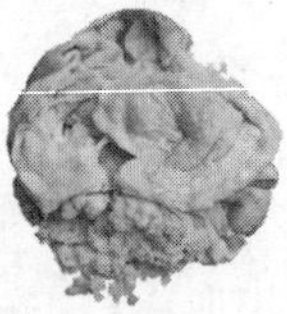

图 9-6　卵巢癌

（e）图 9-6　卵巢癌

（2）卵巢癌（ovarian carcinoma）（图 9-6）

病史摘要：女性，40 岁。妇科检查发现：子宫右侧可触及包块，直径约 10 cm 大小，质地中等，有压痛。B 超：右附件区见一类圆形囊状实性肿块，直径约 7 cm，境界清晰，内缘毛糙，见乳头状结节。行子宫全切术及肿瘤摘除术。

观察要点：肿瘤表面是否光滑，切面呈囊实性，囊壁厚度，囊内壁有无菜花样肿块，注意囊内容物为浆液或黏液，实性区有无坏死出血。肿物包膜外有无乳头。思考：卵巢癌组织来源有哪些？卵巢癌与囊腺瘤肉眼观特征的区别？卵巢上皮来源肿瘤除了良性、恶性之分外，还有一类潜在低度恶性的肿瘤，称为交界性肿瘤，形态处于良性和恶性肿瘤之间，需要镜下根据细胞的异型性和有无间质浸润进行诊断。

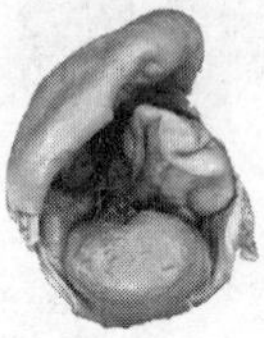

图 9-7　卵巢畸胎瘤（囊性）

（e）图 9-7　卵巢畸胎瘤（囊性）

（3）卵巢畸胎瘤（teratoma of ovary）（图 9-7）

病史摘要：女性，36 岁，已婚。因下腹部疼痛伴阴道出血 10 天入院。B 超检查：左侧卵巢囊性肿物。行左侧卵巢、输卵管切除术。

观察要点：肿物囊壁、囊内容物各种成分。成熟型多为囊性、单房，直径在 0.5～40 cm，表面和内壁光滑，囊内含脂质和毛发，囊内壁增厚突起的结节称头节，内常有毛发、牙齿、骨骼等。不成熟型（恶性）多为实性，单侧发生，平均直径 18.5 cm，切面多为实性，灰白或灰黄，质软而脆，可伴有出血、坏死、囊性变。

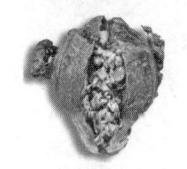

4. 妊娠滋养层细胞疾病

（1）葡萄胎（hydatidiform mole）（图 9-8）

病史摘要：女性，32 岁，已婚。因停经 5 月余，阴道出血 3 天入院。体检：子宫 4～5 个月妊娠大小，宫颈口柔软，无胎心搏动。血 HCG 水平显著升高，刮宫见到较多的水泡状组织。

图 9-8　葡萄胎

（e）图 9-8　葡萄胎

观察要点：子宫明显增大，子宫腔内绒毛呈水泡状，半透明，大小不一，直径 0.5～3 cm，其间为纤细结缔组织相连，形似葡萄故称葡萄胎。观察水泡状绒毛对肌层有无侵犯。葡萄胎根据累及胎盘的多少分为完全性和部分性两种类型，部分性葡萄胎与其他发育正常的绒毛组织分界清楚，常伴有或不伴有胎儿及其附属物。结合病例分析临床上葡萄胎患者与正常妊娠的区别及原因。

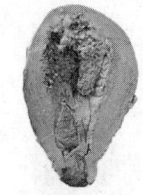

（2）侵袭性葡萄胎（invasive mole）（图 9-9）

病史摘要：女性，35 岁。因阴道不规则出血 3 天，加重伴昏迷 2 h 入院。患者 3 个月前曾行葡萄胎清宫术。血压 70/30 mmHg，血 HCG 水平升高。行子宫全切术。

图 9-9　侵袭性葡萄胎

（e）图 9-9　侵袭性葡萄胎

观察要点：对比上一标本，注意子宫及宫腔大小，肿瘤发生部位及特征，有无水泡状物，生长方式如何？肌层内有无水泡状物和出血、坏死。侵袭性葡萄胎与葡萄胎不同之处在于前者水泡状绒毛侵入子宫肌层，引起组织破坏，甚至可以穿破肌壁引起大出血，转移至邻近或远处器官。记忆并分析侵袭性葡萄胎与葡萄胎的区别。

（3）子宫绒毛膜癌（choriocarcinoma）（图9-10）

病史摘要：女性，29岁，已婚。因阴道不规则出血3个月入院。患者5年前因不全流产行刮宫术，2年前正常分娩一男婴。体检：子宫增大似妊娠6个月大，血HCG水平异常升高。B超检查显示无胎儿。宫腔活检，病理诊断考虑为绒毛膜癌，行子宫切除术。

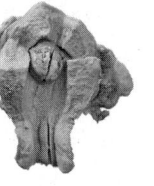

图9-10　子宫绒毛膜癌

🄔 图9-10
子宫绒毛膜癌

观察要点：子宫腔内肿块，呈紫蓝色结节，常伴有明显的坏死、出血，与周围组织分界清楚。子宫绒毛膜癌的原发灶多位于子宫，最常见于胎盘着床部位，也可位于宫颈、阴道、输卵管或阔韧带内。思考：子宫绒毛膜癌、侵袭性葡萄胎及葡萄胎三者的肉眼观及转移方式有何特点？子宫绒毛膜癌有何临床表现？应注意检查哪些项目？

5. 乳腺肿瘤

乳房位于胸前部，分为内上、内下、外上和外下4个象限及中央区5部分。乳房是由表面的皮肤、皮下的纤维结缔组织、脂肪组织及乳腺组织共同组成，乳腺组织内又包含着纤维结缔组织组成的间质和乳腺的小叶导管系统所组成的实质。观察时应注意乳房有无肿物，肿物位于哪个象限，切面上肿物的大小、形状、质地、颜色及边界，有无出血、坏死等；乳房皮肤、乳头及乳晕的变化，如皮肤有无橘皮样改变、溃疡，乳头有无回缩。

乳腺癌（carcinoma of the breast）（图9-11）

病史摘要：女性，54岁，绝经3年。因发现右乳房外上象限无痛性肿块3天入院。体检，肿物直径约4 cm，质硬，固定。乳头下陷，皮肤呈橘皮样改变。右侧腋窝触及肿大淋巴结。行右侧乳腺癌根治术。

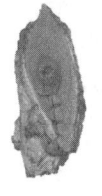

图9-11　乳腺癌

🄔 图9-11
乳腺癌

观察要点：乳房皮肤、乳头变化，乳腺癌的生长方式，肿物切面边界、颜色与质地有何特点等。乳腺癌大小不等，一般直径多为2~3 cm，灰白色、质硬，与周围组织分界不清，呈星芒状或树根状侵入邻近组织。肿物大小、位置与皮肤、乳头的关系，如果肿瘤侵犯皮肤、阻塞真皮淋巴管会导致皮肤水肿，使皮肤出现不规则浅表微小凹陷，表现为橘皮样改变；如侵及乳头，出现乳头回缩、下陷。思考：乳腺纤维腺瘤与乳腺癌在大体标本观察中有哪些区别？

（二）组织切片标本

1. 宫颈鳞状细胞癌（图9-1q）

切片观察：低倍镜下观察宫颈是否残存正常的黏膜上皮。寻找癌组织，观察癌细胞的排列方式、生长方式。高倍镜下观察癌巢大小，癌巢中央有无角化珠，肿瘤细胞异型性高低，细胞间有无细胞间桥。思考：怎样区别宫颈鳞状细胞癌的分化程度？宫颈鳞状细胞癌组织发生如何？宫颈上皮细胞非典型增生、原位癌、早期浸润癌及浸润癌之间的关系如何？宫颈癌除了鳞状细胞癌外还有哪些组织学类型？

2. 葡萄胎（图9-2q）

胎膜和胎盘组织学：胎膜和胎盘是对胚胎起着保护、营养、呼吸等功能的附属结构。胎膜由滋养层和胚外中胚层组成。胚胎植入子宫后，滋养层分化为细胞滋养层和合体滋养层，因细胞滋养层增殖伸入合体滋养层形成初级绒毛干，第3周时，胚外中胚层伸入其中形成次级绒毛干，此后，胚外中胚层分化为结缔组织和血管形成绒毛间质，血管与胚体内血管相通，次级绒毛干变为三级绒毛干，并发出分支形成绒毛。胎盘由绒毛膜和基蜕膜组成，早期胎盘绒毛由合体滋养层、细胞滋养层、基膜及间质构成，后期细胞滋养层逐渐消失，合体滋养层变薄，利于母体与胎儿的物质交换。

切片观察：低倍镜下寻找绒毛，观察绒毛体积、滋养层细胞数量，绒毛间质疏密程度。高倍镜下观察滋养层细胞，区分两种类型的滋养层细胞，增生情况，有无异型性。思考：绒毛间质有无血管？流产后胎盘绒毛不能及时排出会引起绒毛水肿，与葡萄胎绒毛水肿有无区别？区别点是什么？部分性葡萄胎在显微镜下除了水肿绒毛外，还能观察到什么结构？

3. 子宫绒毛膜癌（图 9-3q）

切片观察：低倍镜下观察切片多为出血，思考其大面积出血的原因。在本例切片如何寻找癌组织，观察癌组织中是否有间质？高倍镜下观察癌细胞类型、异型性及浸润坏死情况。思考：子宫绒毛膜癌早期的转移途径是什么？易转移到哪些部位？为什么？子宫绒毛膜癌恶性程度及预后如何？

4. 乳腺浸润性导管癌（图 9-4q）

切片观察：低倍镜下区别癌巢与间质（从肿瘤细胞的异型性出发），肿瘤细胞呈浸润性生长，癌巢与间质的比例，癌巢的排列方式。高倍镜下观察癌细胞的异型性，细胞核的大小，有无坏死。思考：乳腺浸润性导管癌主要组织学类型有哪些？乳腺浸润性导管癌与乳腺增生之间有何关系？内分泌治疗与分子靶向治疗需要检测癌组织哪些指标？有哪些方法？

（毛峥嵘　彭慧琴　倪　琦）

思考题

1. HPV 与宫颈鳞状细胞癌有何关系？宫颈原位癌一定会发展为浸润癌吗？临床上应如何处理宫颈原位癌？

2. 乳腺癌好发部位和好发年龄是什么？查阅资料了解乳腺癌治疗有哪些新进展。

3. 仅检查刮宫标本可以诊断侵袭性葡萄胎吗？为什么？

数字课程学习······

✏ 自测题　　⬇ 教学 PPT　　📺 微视频

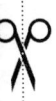

实验作业

年级_____，专业_____，班级_____，姓名_____，学号_____。

1. 描述乳腺癌的肉眼特征及组织学类型。

2. 列表比较葡萄胎、侵袭性葡萄胎、子宫绒毛膜癌的病变特征。

鉴别点	葡萄胎	侵袭性葡萄胎	子宫绒毛膜癌
原因			
病变 ┬ 肉眼 └ 镜下			
临床表现			
治疗与预后			

3. 绘图：请将图 9-2q 的组织特点绘在下面方框中。

	标注

观察倍数：_____

病变描述：_____

_____

病理诊断：_____

4. 选择题

【A2 型题】

（1）女性，46 岁。体检发现右侧乳房外上象限有一个 3 cm×4 cm 的无痛性肿块，肿块质硬，边界不清，冰冻切片见肿瘤细胞排列呈实性团块状和条索状，实质与间质大致相等，呈浸润性生长，无明显腺样结构，细胞异型性明显，可见病理性核分裂象，病理诊断应是（　　）。

 A. 乳腺浸润性导管癌　　　　B. 乳腺浸润性小叶癌　　　　C. 乳腺增生

 D. 乳腺粉刺癌　　　　　　　E. 乳腺纤维腺瘤

（2）女性，35 岁。阴道不规则出血 3 个月，1 年前有流产史，近来咳嗽、咯血，血 HCG 显著升高，CT 检查右肺见一直径 3 cm 的阴影。该患者最可能诊断是（　　）。

 A. 侵袭性葡萄胎

 B. 宫颈癌，肺转移

 C. 子宫绒毛膜癌，肺转移

 D. 肺癌

 E. 子宫内膜癌

【A3/A4 型题】

女性，43 岁。性生活后阴道少量出血，白带增多，妇科检查：宫颈中度糜烂，子宫体大小正常，活动，双侧附件未触及。液基薄层细胞检测（thinprep cytologic test，TCT）报告为低级别鳞状上皮内病变（LSIL）。

（3）为明确诊断，下一步最该做的检查是（　　）。

 A. 碘试验　　　　　　　　　B. 阴道镜检查　　　　　　　C. 诊断性刮宫术

 D. 阴道 B 超检查　　　　　　E. 宫颈可疑病灶处活检

（4）如果患者诊断是宫颈癌，最常见的组织学类型是（　　）。

 A. 宫颈鳞状细胞癌　　　　　B. 宫颈腺癌　　　　　　　　C. 宫颈未分化癌

 D. 宫颈腺鳞癌　　　　　　　E. 宫颈原位癌

（5）根据上述病史及检查结果，引起该宫颈病变最可能的病因是（　　）。

 A. 阴道毛滴虫感染　　　　　B. HPV 感染　　　　　　　　C. EBV 感染

 D. 幽门螺杆菌感染　　　　　E. 早婚早育

第十章
淋巴造血系统疾病

关键词

霍奇金淋巴瘤　　非霍奇金淋巴瘤　　R-S细胞　　白血病

淋巴造血系统包括髓性组织和淋巴组织两个部分。髓性组织主要由骨髓和血液中的各种血细胞构成。淋巴组织包括胸腺、脾和淋巴结及在人体广泛分布的淋巴组织。淋巴瘤和白血病是淋巴造血系统常见病，严重危害人类健康。医学生在病理学学习阶段，应区分淋巴瘤和白血病的类型、病因、病变特点、临床表现、免疫表型、治疗和预后。在此过程中，逐渐培养医学生的临床思维能力，为今后淋巴造血系统疾病的诊断、治疗及预后评估奠定良好的基础。

一、目的与要求

1. 记忆淋巴瘤的概念，区别淋巴瘤的类型。描述霍奇金淋巴瘤的病变特点、病理诊断、临床表现、分期及预后，辨别其组织学类型及其特点。区别非霍奇金淋巴瘤的常见类型的病理特点、临床表现、免疫表型及预后。认识髓系肿瘤的概念及分类，白血病的概念及各型白血病的主要病理形态特点。

2. 通过观察，识别和描述淋巴瘤或白血病累及器官的形状、体积、大小、颜色、质地及与周围正常组织关系。通过镜下观察淋巴细胞和组织结构的改变，识别淋巴系统疾病的病变特点，思考淋巴造血系统疾病的鉴别、病理诊断及其预后。

二、实验内容

淋巴造血系统疾病的大体标本及组织切片标本目录见表 10-1。

表 10-1　淋巴造血系统疾病的大体标本和组织切片标本

分类	大体标本		组织切片标本	
淋巴瘤	10-1	非霍奇金淋巴瘤	10-1q	非霍奇金淋巴瘤
	10-2	霍奇金淋巴瘤	10-2q	霍奇金淋巴瘤
白血病			10-3q	慢性粒细胞白血病（肝）

三、标本观察与学习指导

（一）大体标本

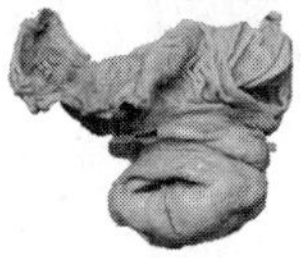

图 10-1　非霍奇金淋巴瘤

图 10-1 非霍奇金淋巴瘤

1. 非霍奇金淋巴瘤（non-Hodgkin lymphoma，NHL）（图 10-1）

病史摘要：男性，56 岁。反复右下腹阵发性疼痛 1 年，发现右下腹包块 1 周入院。近半年体重明显下降。体表未触及肿大淋巴结。大体标本见肠壁明显增厚、管腔狭窄，黏膜不光滑，有结节样隆起，病变处切面呈灰白色、实性。

观察要点：肿物的位置、生长方式和质地。非霍奇金淋巴瘤占淋巴瘤的 80%~90%，其中 2/3 原发于淋巴结，1/3 原发于淋巴结外器官或组织，如消化道、呼吸道、皮肤、涎腺、甲状腺和中枢神经系统。观察本例肠管受累部位正常结构破坏的特征。通过对肠道淋巴瘤的形态特征的观察描述，学会对比肠腺瘤、肠癌、肠道淋巴瘤的肉眼观的区别，分析临床治疗的差异。

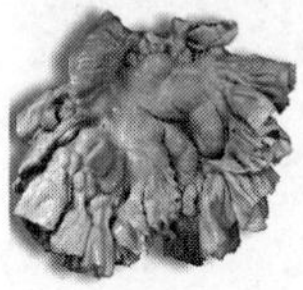

图 10-2　霍奇金淋巴瘤

图 10-2 霍奇金淋巴瘤

2. 霍奇金淋巴瘤（Hodgkin lymphoma，HL）（图 10-2）

病史摘要：男性，48 岁。腹部隐痛不适半年，近 1 个月加重，午后低热 2 周。腹部彩超示肠系膜多个低回声团，大小 0.5 cm×0.8 cm~3.6 cm×2.8 cm。体表未触及肿大淋巴结。

观察要点：肠系膜淋巴结肿大及融合的特点，辨别病变的切面、周围肠组织有无改变。通过对淋巴瘤形态特点的观察学习，比较反应性增生和肿瘤性增生的淋巴结肿大肉眼观的区别，思考淋巴瘤对机体可能造成的影响。

（二）组织切片标本

1. 非霍奇金淋巴瘤（图 10-1q）

切片观察：此组织切片为淋巴结，通过低倍镜观察淋巴结的正常结构是否被破坏，淋巴结中肿瘤细胞的分布有什么特征。通过高倍镜观察描述弥漫性大 B 细胞淋巴瘤细胞的形态特征，观察肿瘤细胞的异型性（细胞的大小、形状，核的大小、形状、染色质分布、核分裂的数量和胞质的颜色特征）。思考：本例诊断弥漫性大 B 细胞淋巴瘤需要加做哪些免疫组织化学和分子病理检测？

2. 霍奇金淋巴瘤（图 10-2q）

切片观察：低倍镜观察淋巴结的组织结构是否被破坏，淋巴结的被膜、淋巴滤泡的结构是否清晰，是否能识别被膜和间质纤维组织的增生，淋巴组织被分隔成不规则的结节。高倍镜观察增生细胞的类型，识别增生细胞的特征：大部分为反应性增生的炎症细胞和纤维组织，找到局部增生的嗜酸性粒细胞、中性粒细胞和浆细胞，在不规则的淋巴滤泡周围找到散在分布的体积大的肿瘤细胞，识别典型的 R-S 细胞、单核或多核肿瘤细胞、木乃伊细胞，学会描述和对比这些细胞的形态特点。思考：本例需要加做哪些免疫组织化学检测辅助诊断？本例诊断是霍奇金淋巴瘤的哪一种亚型？请归纳霍奇金淋巴瘤各亚型之间的关系，以及亚型与预后的关系。

3. 慢性粒细胞白血病（chronic myelocytic leukemia）（肝）（图 10-3q）

切片观察：本例切片是肝肿物切除标本，低倍镜观察可见肿瘤细胞弥漫浸润生长。高倍镜观察描述肿瘤细胞的形态特征，包括细胞的大小、形状，核的大小、形状，核分裂象及其胞质情况。思考：根据肿瘤细胞的形态，本例需要加做哪些免疫组织化学检测辅助诊断？

（陆竞艳　王丽辉）

思考题

1. 经典型霍奇金淋巴瘤的组织学诊断依据主要有哪些？霍奇金淋巴瘤的肿瘤细胞有哪些形态特征？

2. 霍奇金淋巴瘤有哪些组织学亚型？各亚型如何进行鉴别？

3. 非霍奇金淋巴瘤有哪些类型？淋巴瘤的诊断有哪些辅助检测方法？

4. 淋巴瘤的病理诊断对临床治疗和患者预后有什么意义？

数字课程学习……

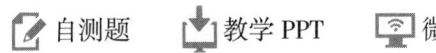 自测题　　教学 PPT　　微视频

实验作业

年级_____，专业_____，班级_____，姓名_____，学号_____。

1. 观察图 10-2 标本，完成下列填空。

肿物位于_____，颜色呈_____，肿瘤数量_____。

2. 描述和归纳你在显微镜下观察图 10-2q 切片中淋巴瘤的形态学特点。

3. 完成下列填空。

鉴别点	淋巴结反应性增生	滤泡性淋巴瘤
淋巴结的滤泡的分布特征		
生发中心的细胞组成		
细胞的增殖指数		

4. 绘图：图 10-2q，描绘经典型霍奇金淋巴瘤的主要病变特征，并标注所绘细胞类型。

	标注

观察倍数：_____

病变描述：_____

_____

病理诊断：_____

5. 选择题

【A2 型题】

（1）女性，6岁。发现左下颌包块2个月，血清学检查发现EB病毒阳性，病灶活检见小圆形肿瘤细胞弥漫浸润，肿瘤细胞间分布着胞质丰富而透亮的巨噬细胞，构成"满天星"现象，肿瘤细胞表达CD20、CD10及Bcl-6，分子检测有染色体重排t（8；14），该患儿可能的病理诊断是（　　）。

A. 霍奇金淋巴瘤　　　　　　B. 弥漫性大B细胞淋巴瘤　　C. Burkitt 淋巴瘤

D. 鼻咽癌转移　　　　　　　E. 淋巴结慢性炎

（2）男性，25岁。因全身无力，食欲减退，发热入院，查体：T 38℃，左前额骨见一直径2 cm的包块，质硬不活动。实验室检测：血红蛋白98 g/L，白细胞11×10^9/L，原始粒细胞0.26，早幼粒细胞0.03，血小板100×10^9/L。该患者额头的肿块最有可能是（　　）。

A. 霍奇金淋巴瘤　　　　　　B. 炎症包块　　　　　　　　C. Burkitt 淋巴瘤

D. 绿色瘤　　　　　　　　　E. 卡波西肉瘤

【A3/A4 型题】

女性，30岁。双侧颈部淋巴结无痛性肿大伴发热入院。查体：T 38.5℃，双侧颈部、右侧腹股沟区可触及多枚肿大淋巴结，脾肋下3 cm，其余未见异常。切除淋巴结3 cm×3 cm×2 cm一枚送检，镜下淋巴结结构破坏，淋巴结被粗大的胶原纤维束分隔呈结节状，可见嗜酸性粒细胞、中性粒细胞浸润，可见散在体积大的镜影细胞和陷窝细胞，免疫组织化学染色见散在大细胞CD15和CD30（+），CD20（−）。

（3）该病最可能属于霍奇金淋巴瘤的哪种类型（　　）。

A. 混合细胞型　　　　　　　B. 结节硬化型　　　　　　　C. 淋巴细胞减少型

D. 结节性淋巴细胞为主型　　E. 富于淋巴细胞型

（4）根据Ann Arber临床分期标准，该患者的临床分期是（　　）。

A. Ⅰ　　　　　　　　　　　B. Ⅱ　　　　　　　　　　　C. Ⅲ

D. Ⅳ　　　　　　　　　　　E. Ⅴ

（5）霍奇金淋巴瘤的肿瘤细胞不包括（　　）。

A. 陷窝细胞　　　　　　　　B. "爆米花"细胞　　　　　　C. 木乃伊细胞

D. NK 细胞　　　　　　　　E. R–S 细胞

第十一章
内分泌系统疾病

关键词

结节性甲状腺肿　　毒性弥漫性甲状腺肿　　甲状腺滤泡性腺瘤
乳头状甲状腺癌

内分泌系统包括内分泌腺、内分泌组织和弥散于各系统或组织内的内分泌细胞。这些器官、组织或细胞发生增生、血液循环障碍、炎症、肿瘤、遗传等病变均可引起激素分泌异常增多或减少，导致功能的亢进或减退，使相应靶组织或器官增生、肥大或萎缩。本章常见的疾病包括甲状腺疾病、糖尿病和胰岛细胞瘤。甲状腺肿、甲状腺炎、甲状腺滤泡性腺瘤及乳头状甲状腺癌在形态学上有明显的特征，通过对比观察病理变化，理解其临床意义。

一、目的与要求

1. 理解单纯性甲状腺肿、毒性弥漫性甲状腺肿的病变特点。理解甲状腺滤泡性腺瘤和乳头状甲状腺癌的特点。记忆亚急性甲状腺炎和桥本甲状腺炎的病变特点。

2. 复习内分泌器官的结构、功能和靶器官的效应，理解疾病大体标本和镜下组织切片病变之间的联系，分析患者可出现的临床表现及疾病的结局。

二、实验内容

内分泌系统疾病的大体标本及组织切片标本目录见表 11-1。

表 11-1　内分泌系统疾病的大体标本及组织切片标本

分类	大体标本		组织切片标本	
甲状腺疾病	11-1	结节性甲状腺肿		
	11-2	毒性弥漫性甲状腺肿	11-1q	毒性弥漫性甲状腺肿
	11-3	甲状腺滤泡性腺瘤	11-2q	乳头状甲状腺癌

三、标本观察与学习指导

（一）大体标本

1. 结节性甲状腺肿（nodular goiter）（图 11-1）

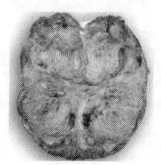

图 11-1　结节性甲状腺肿

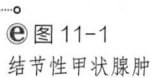

Ⓔ 图 11-1
结节性甲状腺肿

病史摘要：女性，45 岁。颈前正中肿物逐渐增大 10 余年，可随吞咽上下移动。查体：甲状腺显著不对称增大，表面呈多结节状，质中，边界清楚。B 超检查提示：部分结节内有出血及囊性变，颈部淋巴结无肿大。实验室检查：甲状腺功能正常。手术切除颈前肿物送病理检查。

观察要点：已切开肿大甲状腺的表面和切面的特征。结节性甲状腺肿是非毒性弥漫性甲状腺肿继增生期、胶质贮积期后的结节期改变，由于甲状腺滤泡上皮局灶性增生、复旧或萎缩变化不一致、分布不均匀而形成结节。甲状腺呈不对称结节状增大，结节大小不一，无包膜或包膜不完整。切面灰白致密或呈淡褐色胶冻状，常继发出血、坏死、囊性变、钙化及纤维化。结合病因分析甲状腺病变发生、发展的过程。联系坏死的结局理解结节期继发出血、纤维化和钙化的机制。

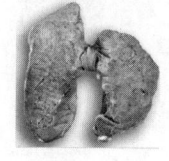

图 11-2　毒性弥漫性甲状腺肿

Ⓔ 图 11-2
毒性弥漫性甲状腺肿

2. 毒性弥漫性甲状腺肿（toxic diffuse goiter）（图 11-2）

病史摘要：女性，28 岁。1 年前发现双眼球突出，性情急躁、易怒、多汗，食欲旺盛，体重下降 4 kg。查体：双眼球突出，双手震颤。甲状腺轻度肿大，可闻及血管杂音，心率 100 次 /min。基础代谢率显著增高。实验室检查：血液 T_3、T_4 增高，促甲状腺素（TSH）下降。

观察要点：甲状腺外观和体积的改变，以及切面的特征。毒性弥漫性甲状腺肿时甲状腺弥漫、对称性增大，为正常的 2~4 倍，表面光滑、血管充血、质地较软。切面灰红、分叶状，胶质较少，似"牛肉状"。思考本病与结节性甲状腺肿在大小、形态、颜色方面的区别。结合其组织切片特点思考：毒性弥漫性甲状腺肿为何肉眼观切面呈"牛肉状"？毒性弥漫性甲状腺肿和非毒性弥漫性甲状腺肿的病变特点与临床表现有什么不同？

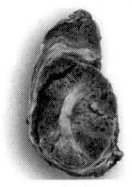

图 11-3　甲状腺滤泡性腺瘤

3. 甲状腺滤泡性腺瘤（follicular adenoma of thyroid）（图 11-3）

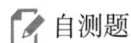

€ 图 11-3
甲状腺滤泡性腺瘤

病史摘要：女性，43 岁。颈部可触及一包块伴咳嗽。查体：肿块位于左颈部，边界清楚，表面光滑，质软，可随吞咽上下活动。B 超检查显示：左侧甲状腺 3 cm×2 cm×2 cm 实性肿块，边界清楚。实验室检查：甲状腺功能正常。手术切除颈前肿物送病理检查。

观察要点：肿瘤的数量和境界。甲状腺腺瘤多为单发，呈圆形或类圆形，直径 3~5 cm，有完整的包膜。切面多为实性，暗红色或棕红色，可伴有出血、囊性变、钙化、纤维化。肿瘤因膨胀性生长或囊性变常压迫周围组织。比较甲状腺滤泡性腺瘤和结节性甲状腺肿在外观上有何区别。

（二）组织切片标本

1. 毒性弥漫性甲状腺肿（图 11-1q）

切片观察：按滤泡上皮、滤泡腔、间质的顺序观察。观察甲状腺滤泡弥漫性增生，滤泡上皮呈高柱状，部分呈乳头状增生突向滤泡腔内，并有小滤泡形成；滤泡腔内胶质稀薄，滤泡周边胶质出现大小不一的上皮细胞吸收空泡；甲状腺间质血管丰富，有充血和淋巴组织增生。用病理改变解释毒性弥漫性甲状腺肿的临床表现。

2. 乳头状甲状腺癌（papillary thyroid carcinoma）（图 11-2q）

切片观察：低倍镜看组织结构，高倍镜看癌细胞形态。低倍镜见局部甲状腺结构破坏，呈不规则乳头状、滤泡状结构浸润性生长伴纤维间质反应；高倍镜见肿瘤细胞不规则增大，拥挤重叠。核膜不规则，可见核沟和核内假包涵体，染色质淡染、透明，呈毛玻璃状，核仁不明显，核分裂象罕见。

（许　宁　蒲文静）

思考题

毒性弥漫性甲状腺肿的甲状腺病变特点是什么？患者眼球有何变化？病理基础是什么？讨论其发病机制。

数字课程学习……

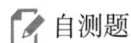 自测题　　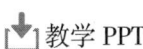 教学 PPT　　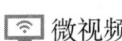 微视频

实验作业

　　年级_____，专业_____，班级_____，姓名_____，学号_____。

1. 观察图 11-1 标本，完成下列填空。
甲状腺组织，体积_____，表面和切面可见_____，病灶情况_____。

2. 请列表对比结节性甲状腺肿和甲状腺滤泡性腺瘤。

鉴别点	结节性甲状腺肿	甲状腺滤泡性腺瘤
结节数		
包膜		
滤泡		
周围甲状腺组织		

3. 绘图：完成图 11-1q 的绘图。

	标注

观察倍数：_____

病变描述：_____

_____

病理诊断：_____

4. 选择题

【A2 型题】

（1）女性，37 岁。因心悸、多汗、食欲亢进、消瘦入院。查体：T 37.5℃，P 108 次 /min，BP 110/80 mmHg。双眼球前凸，手震颤。双侧甲状腺弥漫性对称性肿大，随着吞咽上下移动，可闻及血管杂音。临床最可能的诊断是（   ）。

  A. 甲状腺腺瘤   B. 甲状腺腺癌   C. Graves 病

  D. 单纯性甲状腺肿   E. 弥漫性增生性甲状腺肿

（2）男性，50 岁。肥胖，视物模糊，皮肤瘙痒。实验室检查：空腹血糖 13.2 mmol/L，血酮（－）。最可能诊断是（   ）。

  A. Simond 综合征   B. Addison 病   C. Cushing 综合征

  D. 1 型糖尿病   E. 2 型糖尿病

【A3/A4 型题】

女性，42 岁。体检甲状腺 B 超发现甲状腺右叶实性结节，2.0 cm×2.5 cm，无包膜，内有细小的钙化。行结节穿刺细胞学检查：细胞大，可见毛玻璃样核、核内假包涵体及核沟。

（3）该甲状腺结节最有可能的诊断是（   ）。

  A. 甲状腺腺瘤   B. 单纯性甲状腺肿   C. 结节性甲状腺肿

  D. 甲状腺髓样癌   E. 乳头状甲状腺癌

（4）鉴别乳头状甲状腺癌与髓样癌，支持乳头状甲状腺癌的免疫组织化学结果是（   ）。

  A. 甲状腺球蛋白（TG）阴性、降钙素（CT）阳性

  B. 甲状腺球蛋白（TG）阳性、降钙素（CT）阴性

  C. 甲状腺球蛋白（TG）阳性、降钙素（CT）阳性

  D. 甲状腺球蛋白（TG）阴性、降钙素（CT）阴性

  E. 癌胚抗原（CEA）阳性、降钙素（CT）阳性

（5）该患者下一步最该进行（   ）。

  A. 每年复查甲状腺 B 超   B. 外科手术治疗   C. 放疗

  D. 化疗   E. 内分泌治疗

第十二章

神经系统疾病

关键词

流行性脑脊髓膜炎　　流行性乙型脑炎

神经系统疾病以感染性疾病和肿瘤最为常见，其中流行性脑脊髓膜炎是脑膜炎奈瑟菌引起的化脓性炎，流行性乙型脑炎是乙型脑炎病毒引起的以神经元变性坏死为主要病变的病毒性疾病。神经系统疾病常见并发症是颅内压增高及脑疝、脑水肿和脑积水。神经系统解剖和生理特殊性决定了其病变的特点：定位与功能障碍关系密切，临床上可据此做出病变的定位诊断；同种病变发生在不同部位，可以出现不同的临床表现和后果，而不同性质的病变可导致相同的后果；颅内原发性恶性肿瘤极少转移到颅外，而颅外器官的恶性肿瘤常发生脑转移。

一、目的与要求

1. 记忆流行性脑脊髓膜炎和流行性乙型脑炎的病理变化及临床病理联系。

2. 总结神经系统标本的观察方法。尝试根据所观察到的疾病形态改变推断该疾病临床可能出现的症状、体征和结局。通过对流行性脑脊髓膜炎和流行性乙型脑炎的组织切片观察，领会描述疾病形态和进行病理诊断的方法。

二、实验内容

神经系统疾病的大体标本及组织切片标本目录见表 12-1。

表 12-1　神经系统疾病的大体标本及组织切片标本

分类	大体标本		组织切片标本	
感染性疾病	12-1	流行性脑脊髓膜炎	12-1q	流行性脑脊髓膜炎
	12-2	流行性乙型脑炎	12-2q	流行性乙型脑炎
神经系统肿瘤	12-3	星形细胞瘤		
	12-4	神经纤维瘤		
	12-5	脑膜瘤		

三、标本观察与学习指导

（一）大体标本

脑人体标本的观察要点：观察软脑膜血管有无充血，蛛网膜下隙有无出血、积液或渗出物，两侧大脑半球是否对称，脑回有无增宽或变窄，脑沟有无变浅或变深，颅底的中等动脉有无粥样斑块，小脑及海马沟回处有无压迹。切面首先判断是冠状切面、水平切面还是矢状切面，脑室腔面是否光滑，侧脑室有无扩张，观察脑有无出血灶，有无软化灶、局限性病灶或结节性病灶，确定病灶位置，进一步观察病灶大小、形状、颜色、质地及其与周围脑组织界限等。

1. 感染性疾病

（1）流行性脑脊髓膜炎（epidemic cerebrospinal meningitis）（图 12-1）

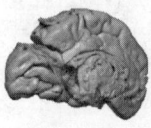

图 12-1　流行性脑脊髓膜炎

图 12-1
流行性脑脊髓膜炎

病史摘要：男性，15 岁。T 39.8 ℃，头痛伴呕吐 2 天，神志不清 3 h。查体：颈强直，Kernig 征（+），全身皮肤散在出血点。血常规：白细胞 20×10^9/L。脑脊液检查：混浊，白细胞 3.2×10^9/L，查见 G^- 球菌。入院 5 h 后出现烦躁不安、抽搐、死亡。

观察要点：脑脊髓膜的颜色、性状，蛛网膜下隙和脑实质有哪些改变。正常脑实质表面被覆一层半透明的软脑膜，具有保护脑实质的作用，其下可见脑沟回的结构。标本脑脊髓膜血管高度扩张充血，蛛网膜下隙被灰黄色脓性渗出物填充，覆盖在脑实质表面致脑沟和脑回结构不清。脑实质因炎症刺激而出现水肿，脑沟变浅、脑回增宽。思考：流行性脑脊髓膜炎的病变属于什么炎症类型？可以引起哪些临床表现？

（2）流行性乙型脑炎（epidemic encephalitis type B）（图 12-2）

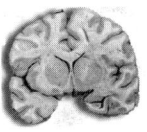

图 12-2　流行性乙型脑炎

病史摘要：女性，6 岁。T 40.8 ℃，头痛、嗜睡 2 天，昏迷 3 h 入院。查体：颈强直，Kernig 征（+），Brudzinski 征（+）。脑脊液检查：白细胞 $0.1 \times 10^9/L$，其中见淋巴细胞 90%，细菌（-）。抢救无效死亡。

观察要点：病变发生的部位和软化灶的特点。脑膜血管扩张，脑组织水肿引起脑沟变浅、脑回增宽，灰质和白质交界处、视丘等处可见针尖大的软化灶，呈弥散或聚集分布。思考：流行性乙型脑炎病毒的传播媒介和长期储存宿主是什么？病变主要累及神经系统哪些部位？

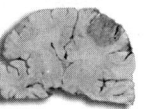

❺ 图 12-2
流行性乙型脑炎

2. 神经系统肿瘤

（1）星形细胞瘤（astrocytoma）（图 12-3）

图 12-3　星形细胞瘤

病史摘要：女性，40 岁。头痛 3 年，加重伴呕吐 10 天。查体：视神经盘水肿。头部 MRI 显示左额叶肿物 4.0 cm × 3.5 cm，边界不清。因脑疝死亡。

观察要点：肿瘤发生的部位，颜色和境界。肿瘤可发生在中枢神经系统的任何部位，大脑半球居多；肿瘤一般呈灰红色、质软易碎；可因缺血、水肿、变性形成大小不等的囊腔。思考：星形细胞瘤的预后如何？哪种类型预后最差？

❺ 图 12-3
星形细胞瘤

（2）神经纤维瘤（neurofibroma）（图 12-4）

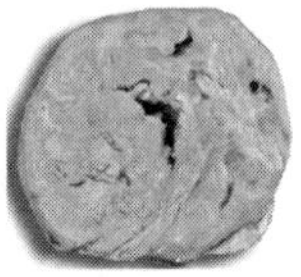

病史摘要：男性，34 岁。背部肿物 2 年。查体：背部皮下可触及一肿物，直径 7 cm，与周围组织分界清楚，质硬。近日生长迅速予以手术切除。

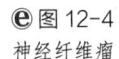

图 12-4　神经纤维瘤

观察要点：肿瘤结节状生长的特点和切面旋涡状结构。神经纤维瘤多发生在皮肤或皮下，以四肢和躯干多见。肿瘤一般呈结节状生长，境界清楚，无包膜；切面灰白，呈囊实性，可见旋涡状结构。思考：从组织细胞形态和免疫组织化学方面如何鉴别神经纤维瘤、平滑肌瘤和纤维瘤？

❺ 图 12-4
神经纤维瘤

（3）脑膜瘤（meningioma）（图 12-5）

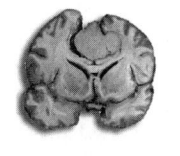

图 12-5　脑膜瘤

观察要点：胼胝体上方可见一实性肿块，有包膜，周围脑组织受压。脑膜瘤多为界限清楚的球形或分叶状肿块，与硬脑膜粘连紧密，与脑组织分界清楚；切面呈灰白或暗红黑色，细颗粒状，质地韧或硬。思考：脑膜瘤对机体的主要影响是什么？

❺ 图 12-5
脑膜瘤

（二）组织切片标本

脑组织切片的观察要点：肉眼观察有无淡染或深染的区域；镜下观察蛛网膜下隙、软脑膜血管、神经细胞、血管周隙等有无改变，如有局限性病灶则要仔细观察病灶的特点，确定病变性质。

1. 流行性脑脊髓膜炎（图 12-1q）

切片观察：低倍镜下分辨脑脊膜层次结构，观察各层形态变化。软脑膜血管扩张充血。软脑膜和蛛网膜下隙可见大量炎性细胞浸润。高倍镜下观察此为何种细胞？靠近软脑膜的脑组织神经细胞间隙增宽，说明此为何种病变？为何会出现此种病变？患者脑脊液有何改变？

2. 流行性乙型脑炎（图 12-2q）

切片观察：低倍镜下观察组织切片染色的均一性，寻找病灶位置。高倍镜下观察脑实质血管和淡染区神经组织有何变化。有些神经节细胞被增生的少突胶质细胞环绕，亦有被小胶质细胞吞噬，分别是何种现象？血管扩张充血，小血管被何种细胞包围？为何会出现此种细胞？流行性乙型脑炎的病变属什么类型炎症？可以引起哪些临床表现？

（邹振宁　张泽兵）

思考题

1. 流行性脑脊髓膜炎和流行性乙型脑炎有何区别？
2. 中枢神经系统肿瘤与其他系统肿瘤相比，在临床处理原则上有何不同？

数字课程学习……

✎ 自测题　⬇ 教学 PPT　📶 微视频

实验作业

年级＿＿＿＿＿，专业＿＿＿＿＿＿，班级＿＿＿＿＿＿，姓名＿＿＿＿＿，学号＿＿＿＿＿＿。

1. 观察图 12-1 标本，完成下列填空。

脑组织表面软脑膜颜色＿＿＿＿＿＿，血管＿＿＿＿＿＿，脑膜下脑沟回结构＿＿＿＿＿＿＿＿

＿＿＿＿＿＿。

2. 请列表对比流行性脑脊髓膜炎和流行性乙型脑炎。

鉴别点	流行性脑脊髓膜炎	流行性乙型脑炎
病因		
传播方式		
病变部位		
基本病变		
病变特点		
临床表现		
脑脊液特点		

3. 绘图：完成图 12-1q 的绘图。

	标注

观察倍数：＿＿＿＿＿＿＿＿

病变描述：＿＿＿＿＿＿＿＿＿＿＿＿＿＿＿＿＿＿＿＿＿＿＿＿＿＿＿＿＿＿

＿＿＿＿＿＿＿＿＿＿＿＿＿＿＿＿＿＿＿＿＿＿＿＿＿＿＿＿＿＿＿＿＿＿

病理诊断：＿＿＿＿＿＿＿＿＿＿＿＿＿＿＿＿＿＿＿＿＿＿＿＿＿＿＿＿＿＿

4. 选择题

【A2 型题】

（1）女性，8 个月。因反复呕吐，异常哭闹，四肢轻瘫入院。患儿自出生后就发现头围增大超过正常婴儿。查体：头围大，囟门饱满突起，眼球下半部沉到下眼睑下方（落日征）。临床最可能的诊断是（　　）。

　　A. 先天性脑积水　　　　　B. 流行性乙型脑炎　　　　　C. 脑肿瘤
　　D. 流行性脑脊髓膜炎　　　E. 脑出血

（2）男性，7 岁。因发热、头痛、烦躁、频繁呕吐 2 日入院。查体：T 40℃，神志清，全身皮肤有出血点，颈强直，Kernig 征（+），双侧 Babinski 征（+）。实验室检查：白细胞 20×10^9/L，中性粒细胞 86%。脑脊液压力 220 mmH$_2$O，外观混浊，白细胞增多，蛋白质增多，糖和氯化物减少。最可能诊断是（　　）。

　　A. 流行性乙型脑炎　　　　B. 流行性出血热　　　　　C. 流行性脑脊髓膜炎
　　D. 结核性脑膜炎　　　　　E. 脊髓灰质炎

【A3/A4 型题】

男性，7 岁。暑假郊游后出现高热、头痛、神志不清、抽搐 2 日就诊。查体：意识不清，T 39.8℃，P 120 次 /min，R 39 次 /min，BP 110/86 mmHg，颈稍强直，对光反射迟钝，膝腱反射消失，Kernig 征（+），心、肺、腹部（−）。入院后对症及支持治疗效果不佳，患者进而昏迷。

（3）为明确诊断，最有价值的检查是（　　）。

　　A. 脑脊液穿刺检查　　　　B. 头部 CT　　　　　　　C. 头部 MRI
　　D. 抽血化验　　　　　　　E. 脑电图检查

（4）该患儿最有可能的诊断是（　　）。

　　A. 流行性脑脊髓膜炎　　　B. 流行性乙型脑炎　　　　C. 流行性出血热
　　D. 结核性脑膜炎　　　　　E. 脑肿瘤

（5）对本病最有诊断意义的脑组织病变是（　　）。

　　A. 噬神经细胞现象
　　B. 卫星现象
　　C. 淋巴细胞袖套状浸润
　　D. 蛛网膜下隙内中性粒细胞浸润
　　E. 筛状软化灶

第十三章
传染病和寄生虫病

关键词

结核病   伤寒   细菌性痢疾

      传染病是由各种病原体引起的能在人与人、动物与动物或人与动物之间互相传播的一类疾病。传染病在人群中发生或流行是一个复杂过程，必须同时具备传染源、传播途径和易感人群三个基本环节。病原体入侵人体常有一定的传染途径和方式，并往往定位于一定的组织或器官。传染病曾在世界各地流行，严重威胁人类健康。近年来，由于基因诊断技术和抗生素的应用，传染病的诊断和治疗取得了很大进展。本章重点介绍结核病、伤寒和细菌性痢疾等常见传染病。

一、目的与要求

1. 观察并认识结核病、伤寒及细菌性痢疾的形态特点，描述（绘）常见传染性疾病的大体和镜下表现。

2. 辨识、区分原发性肺结核与继发性肺结核；根据形态特点对常见传染病进行初步诊断和鉴别诊断。

3. 分析结核病、伤寒及细菌性痢疾临床表现的病理基础，培养理论联系实际的能力；归纳总结结核病的基本转化规律、理解传染病在机体内的发生发展过程，建立辩证思维。

二、实验内容

传染病和寄生虫病的大体标本及组织切片标本目录见表 13-1。

表 13-1　传染病和寄生虫病的大体标本及组织切片标本

分类	大体标本	组织切片标本
原发性肺结核	13-1　肺原发综合征	13-1q　粟粒性肺结核
继发性肺结核	13-2　局灶型肺结核	
	13-3　慢性纤维空洞型肺结核	
	13-4　干酪样肺炎	
	13-5　肺结核球	
肺外结核	13-6　肠结核	
	13-7　肾结核	
	13 8　脊柱结核	
伤寒	13-9　肠伤寒	13-2q　肠伤寒
细菌性痢疾	13-10　细菌性痢疾	13-3q　细菌性痢疾
麻风		麻风
性传播疾病		尖锐湿疣（HE）
		尖锐湿疣（IHC）
深部真菌病		隐球菌病
寄生虫病	13-11　阿米巴肝脓肿	

三、标本观察与学习指导

（一）大体标本

1. 原发性肺结核（primary pulmonary tuberculosis）

肺原发综合征（pulmonary primary complex）（图 13-1）

病史摘要：男性，7 岁。间歇性咳嗽伴潮热、盗汗 1 年余，近 1 周感胸闷、咳嗽频繁而就诊。X 线胸片示：右中肺近胸膜处见一类圆形灰白色阴影，全肺散在粟粒大小阴影，肺门淋巴结肿大。经抗结核治疗无效死亡。切片组织取自尸体解剖肺组织。

观察要点：肺原发灶与肺门淋巴结结核形成的肺原发综合征的特点。本例为儿童肺。描述切面见肺原发灶所在部位及其大小和形态；描述同侧肺门淋巴结结核肿大程度、形态及干酪样坏死的性状；认识到结核性淋巴管炎肉眼不易观察。本例标本伴有淋巴道播散和血道播散，气管分叉处及气管旁见淋巴结肿大，肺内有多个灰白色病灶。结合病史思考：原发病灶位于右肺上叶下部和下叶上部的原因？肺门淋巴结受累的机制？该患者的结核播散途径有哪些？X线检查特点有哪些？

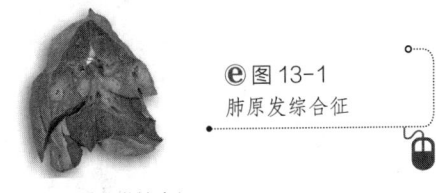

图 13-1　肺原发综合征

2. 继发性肺结核（secondary pulmonary tuberculosis）

（1）局灶型肺结核（focal pulmonary tuberculosis）（图 13-2）

观察要点：病变的部位和特点。局灶型肺结核是继发性肺结核的早期病变，多位于肺尖部，境界清楚，周围有纤维包裹。思考局灶型肺结核多位于肺尖的原因。

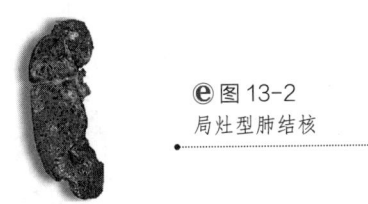

图 13-2　局灶型肺结核

（2）慢性纤维空洞型肺结核（chronic fibro-cavitary pulmonary tuberculosis）（图 13-3）

观察要点：肺切面厚壁空洞的特点；比较肺内病变从上至下的程度差别；肺组织整体发生的改变。厚壁空洞是慢性纤维空洞型肺结核最重要、最基本的改变，空洞多位于右肺上叶，形态不规则，大小不一，壁厚可达 1 cm 以上，有时巨大的空洞内可见残存的梁状或条索状组织及干酪样坏死物附着。空洞内干酪样坏死物不断经与其相连的支气管向外排出，向肺下部播散，导致肺组织形成上旧下新、大小不等、病变类型不同的结核灶。肺组织严重破坏导致肺组织弥漫性纤维化、胸膜粘连、增厚等改变。思考：与慢性空洞比较，急性空洞有何特点？本例肺内干酪性病变及急性空洞是怎样形成的？

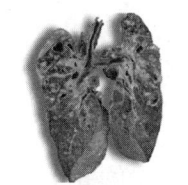

图 13-3　慢性纤维空洞型肺结核

（3）干酪样肺炎（caseous pneumonia）（图 13-4）

观察要点：病变分布的范围和性状。干酪样肺炎是浸润性肺结核或慢性纤维空洞型肺结核的结核杆菌播散引起。根据范围不同，可分为大叶性和小叶性。受累肺叶体积增大、质地变实，切面呈黄色干酪样。该标本干酪样肺炎是由原发性肺结核还是继发性肺结核恶化进展而来？其扩散途径如何？

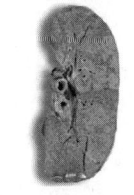

图 13-4　干酪样肺炎

（4）肺结核球（lung tuberculoma）（图 13-5）

观察要点：右上肺组织内的一干酪样坏死灶。注意其大小、形状、边界是否清楚，有无纤维组织包裹。通常肺结核球指有纤维包裹、境界清楚的球形干酪样坏死灶，直径 2~5 cm。一般抗结核药物治疗效果不佳，临床上需要与肿瘤鉴别。

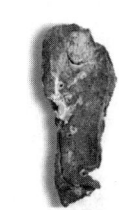

图 13-5　肺结核球

3. 肺外结核

（1）肠结核（intestinal tuberculosis）（图13-6）

观察要点：回肠溃疡型肠结核发生的部位、形态及周围组织病变的特点。肠结核的好发部位为回盲部（约85%）。本例标本肠腔狭窄，肠壁增厚，黏膜面可见一环管状、边缘不整齐、略呈椭圆形之溃疡，溃疡长轴与肠长轴垂直，溃疡较浅、边缘参差不齐，底部附着干酪样坏死物（其下为结核性肉芽组织）；肠浆膜面可见散在或成串的灰白色结节及纤维蛋白渗出，与周围组织粘连。结合病变特点思考：患者可能出现什么临床症状？为什么肠结核患者很少有肠出血和肠穿孔？

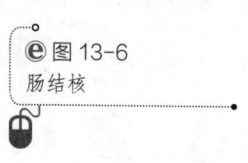
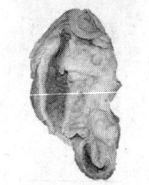

图 13-6　肠结核

（2）肾结核（tuberculosis of kidney）（图13-7）

观察要点：肾皮质、髓质交界处形成空洞和肾锥体乳头的病变特点。肾体积增大，表面凹凸不平，切面肾皮质、髓质交界处见大小不一干酪样坏死灶，部分空洞形成。肾盂扩张，黏膜被破坏，有干酪样坏死物附着。

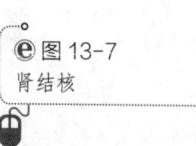
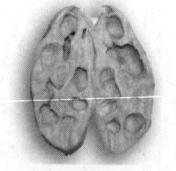

图 13-7　肾结核

（3）脊柱结核（spine tuberculosis）（图13-8）

观察要点：椎体骨质及椎间盘破坏，其内可见干酪样坏死物。脊柱结核可导致骨质破坏并累及周围软组织，引起干酪样坏死和结核性肉芽组织形成，坏死物液化后在骨旁形成"冷脓肿"，穿破皮肤可形成经久不愈的窦道。

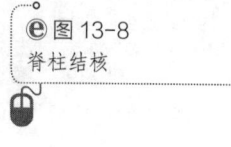
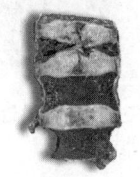

图 13-8　脊柱结核

4. 伤寒（typhoid fever）

肠伤寒（jejunotyphoid）（图13-9）

病史摘要：男性，20岁。持续高热伴腹泻8天，大便每日5~6次，偶有黏液，右下腹隐痛，伴食欲差、恶心、呕吐。查体：肝右肋下2 cm，脾左肋下1 cm，躯干背侧隐约可见3颗比米粒小、压之退色的淡红色皮疹。实验室检查：白细胞正常，中性粒细胞70%，淋巴细胞30%，肥达反应1∶160。大便常规+培养：见少许白细胞及脓细胞，培养无致病菌。

观察要点：肠伤寒形成溃疡的形态特点。肠黏膜面可见肿胀突起呈椭圆形之集合淋巴结，表面呈脑回状，其长轴与肠轴呈何关系？病变发展将经过哪些阶段？可能产生何种结果？病灶形态与肠结核比较有何异同？

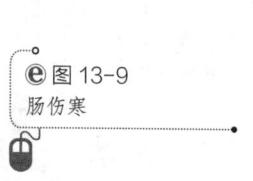
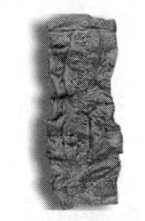

图 13-9　肠伤寒

5. 细菌性痢疾（bacillary dysentery）

细菌性痢疾（图13-10）

病史摘要：男性，25岁。1周前在路边进食烤肉串后出现腹痛，痢下赤白。曾自服抗生素治疗，症状未得到控制。患者刻下身热，腹痛隐隐，里急后重，肛门灼热，便下赤白黏冻，遂来就诊。查体：T 38.2 ℃，P 86次/min，R 19次/min，BP 110/70 mmHg。神志清，精神差，腹部平软，舌苔腻、微黄，面色不泽，左下腹有轻度压痛。血常规：白细胞8.5×10⁹/L，中性粒细胞70%。大便常规见少量脓细胞、红细胞及巨噬细胞。

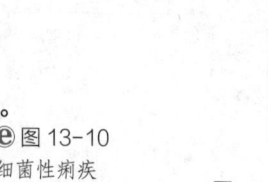
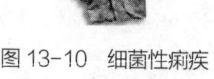

图 13-10　细菌性痢疾

观察要点：肠黏膜的病变特点。肠黏膜上皮是否存在？表面覆盖物形态如何？其下肠壁组织有何改变？上述哪一种病变是本病的特征病变？慢性细菌性痢疾因病程较长，肠道病变新旧混杂，溃疡愈合、复发交替，可导致溃疡边缘不整齐，溃疡深达肌层，底部凹凸不平，有肉芽组织和瘢痕形成。边缘黏膜上皮增生形成息肉，肠壁增厚，肠腔狭窄。

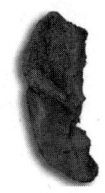

图 13-11　阿米巴肝脓肿

ⓔ 图 13-11
阿米巴肝脓肿

6. 寄生虫病（parasitic disease）

阿米巴肝脓肿（amebic liver abscess）（图 13-11）

观察要点：肝体积有何改变？切面病变位于何部位？病灶大小、形状、颜色及内容物的特点是什么？有无脓肿壁？肝病变形成机制为何？是否为真性脓肿？

（二）组织切片标本

1. 粟粒性肺结核（miliary pulmonary tubercle）（图 13-1q）

切片观察：先肉眼观察切片，切片内见散在、分布均匀、粟粒大小、红染的结节。低倍镜下观察肺组织内见散在、大小相似的结节性病灶，此即结核结节。选其中一个结节在高倍镜下观察其结构组成，观察典型的结节中央病灶及其成分的排列特点是什么。思考：结核结节的形成有何意义？

2. 肠伤寒（图 13-2q）

切片观察：切片组织取自尸体解剖回肠组织。低倍镜下观察集合淋巴小结明显增大，淋巴小结内大量单核细胞增生，淋巴细胞相对减少，肠壁组织充血水肿，有散在炎性细胞浸润。高倍镜下观察肿大的淋巴小结内伤寒细胞（typhoid cell）胞质丰富，核呈圆形、马蹄形或肾形，核淡染，位于胞体一侧，有的细胞质内含有吞噬的淋巴细胞、红细胞或核碎片。思考：伤寒细胞来源于什么细胞？该例病变属肠伤寒哪一期？临床上可出现哪些表现？并发症常发生在哪一期？

3. 细菌性痢疾（图 13-3q）

切片观察：切片组织取自尸体解剖结肠组织。镜下见部分肠黏膜表层被覆上皮已脱落，部分黏膜层结构已破坏，被一层红染的坏死组织、变性坏死的中性粒细胞和纤维素交织成的网状假膜所覆盖。黏膜内有中性粒细胞及散在的淋巴细胞、单核细胞浸润。黏膜下层显著充血，被散在中性粒细胞、淋巴细胞、浆细胞及单核细胞浸润。思考：根据病变推测临床上可出现哪些表现？

4. 尖锐湿疣（condyloma acuminatum）

（1）尖锐湿疣（HE）

切片观察：鳞状上皮呈乳头状增生，角质层轻度增厚，角化不全。棘细胞明显增生伴上皮脚增厚、延长，在棘层和颗粒层内可见特征性的凹空细胞，具有诊断意义。观察凹空细胞的形态：单个散在、成群或广泛分布，胞质空亮，核大深染，大小不一，核膜不规则，可见双核或多核，偶见核分裂象，常无炎性细胞反应。真皮层毛细血管和淋巴管扩张，慢性炎性细胞浸润。

（2）尖锐湿疣［免疫组织化学（immunohistochemistry，IHC）］

切片观察：该切片的 IHC 标记 HPV，观察棕黄色阳性颗粒的定位在什么地方。思考：阳性反应说明什么问题？

6. 隐球菌病（cryptococcosis）

切片观察：病灶内隐球菌的形态特点？隐球菌为圆形或卵圆形酵母型真菌，单芽，厚壁，有宽阔折光性的胶质样荚膜。用过碘酸希夫染色（PAS 染色）菌体显示为红色。思考：隐球菌病主要发生在什么器官组织？主要临床表现有哪些？

（刘　沨　邓超男）

思考题

1. 患者持续性高热、心动过缓、腹胀、腹泻 3 周，因中毒性休克死亡。尸检发现弥漫性腹膜炎，回肠孤立和集合淋巴结肿胀、坏死和溃疡形成，并有穿孔，脾大。应考虑什么诊断？

2. 女性，28 岁。2 年来经常腹痛腹泻，食欲减退，体重下降。查体：T 37 ℃，结核菌素试验阳性。结肠镜检查发现回盲部黏膜多发溃疡，其长轴与肠腔长轴垂直，应考虑什么诊断？

3. 结合大体标本，说明我国 20 世纪 80 年代前后结核病常见类型的变化，并谈谈你对我国结核病演变及传染病防控的认识与体会。

数字课程学习……

📝 自测题　　⬇ 教学 PPT　　📶 微视频

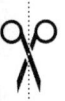

实验作业

年级_____，专业_____，班级_____，姓名_____，学号_____。

1. 观察图 13-2 标本，完成下列填空。

肺表面及切面可见_____（数量）、_____（分布情况）、_____（大小）、_____（颜色）病灶。

2. 描述显微镜下观察图 13-1q 切片所见的形态学特点，并对该切片进行诊断。

3. 完成下列填空。

疾病	好发部位	病变特点
肠结核		
肠伤寒		
细菌性痢疾		
阿米巴痢疾		

4. 绘图：图 13-1q，描述你观察的病变特点，并绘示意图表示。

	标注

观察倍数：_____

病变描述：_____

_____

病理诊断：_____

5. 选择题

【A2 型题】

（1）女性，30 岁。吃街边烧烤食物后于次日凌晨 4：00 突然畏寒、高热、呕吐、腹痛、腹泻，腹泻共 5 次，开始为水样便，继而大便带黏液和脓血。在未做实验室检查的情况下，该患者最可能的诊断是（　　）。

A. 急性轻型细菌性痢疾

B. 急性普通型细菌性痢疾

C. 中毒型细菌性痢疾

D. 慢性细菌性痢疾急性发作

E. 慢性迁延型细菌性痢疾急性发作

（2）男性，8 岁。体检时胸部 X 线检查发现肺部有哑铃状阴影，无明显临床症状和体征。可能的诊断是（　　）。

A. 慢性纤维空洞型肺结核　　　B. 局灶型肺结核　　　　C. 浸润型肺结核

D. 结核球　　　　　　　　　　E. 原发型肺结核

【B1 型题】

A. 地图状溃疡

B. 烧瓶状溃疡

C. 椭圆形溃疡，溃疡长轴与肠长轴平行

D. 带状溃疡，溃疡长轴与肠长轴垂直

E. 硬性下疳

（3）男性，30 岁。有不洁性生活史，近日阴茎局部出现质硬的浅溃疡，活检镜下见闭塞性动脉内膜炎和小血管周围炎。此溃疡可能是（　　）。

（4）男性，24 岁。持续高热入院。查体：T 40℃，P 80 次 /min，表情淡漠。胸壁皮肤散在玫瑰疹，肝脾大。实验室检查：WBC 28×10^9/L，中性粒细胞 85%，淋巴细胞 14%，嗜酸性粒细胞 1%。起病后第 3 周结肠黏膜面可形成（　　）。

（5）女性，38 岁。右下腹疼痛、腹泻伴低热 2 周。大便呈果酱样，腥臭。大便常规 + 培养：红细胞（+++），白细胞（++），见阿米巴滋养体和包囊。结肠镜检查可见到（　　）。

第十四章
临床病理应用

关键词

病理标本　　　病理检查　　　病理报告

　　病理学包括临床病理学和基础病理学。临床病理应用主要通过医疗机构病理科实现，是开展临床病理研究和进行疾病诊断的重要科室。临床病理医师负责对取自人体的各种器官、组织、细胞、体液及分泌物等标本，通过大体和显微镜观察，运用免疫组织化学、分子生物学、特殊染色及电子显微镜等技术进行分析，结合患者的临床资料，做出疾病的病理诊断。具备条件的病理科还要开展尸体病理检查。

　　临床病理检查的临床资料和病理标本主要由临床医师提供。临床资料主要通过临床医师填写病理申请单提供，病理医师也可通过医院电子病历系统获取相关检查资料。组织标本的获取常通过外科手术、穿刺和尸体解剖。现代医学的发展使"标本"的定义更加宽泛，包括细胞、体液甚至基因。病理医师根据标本和临床资料对患者疾病做出诊断的过程称临床病理诊断。在病理诊断过程中，患者临床资料的全面、准确对正确的病理诊断具有重要意义，病理诊断也为临床医师实施正确的治疗和预后判断提供重要依据。临床医师和病理医师为疾病的正确诊断、治疗、预后判断所进行的临床病理讨论是提高医疗水平的重要途径。临床医学生和医学相关专业的学生通过学习掌握临床病理应用的过程，对今后临床工作的开展和业务水平提高有重要帮助。

【目的与要求】

熟知临床医师填写病理申请单和送检病理标本的注意事项；明晰常规病理取材、制片和诊断的全过程及注意事项，熟悉各种病理诊断方法的适用范围及局限性；知晓病理医师与临床医师相互依存、共同进步的关系。

【学习内容】

1. 临床病理申请单的填写与标本送检。

2. 常规病理诊断、快速病理诊断、细胞病理学诊断的临床应用。

3. 病理学检查的局限性、病理实验室生物安全。

ⓔ图 14-1
填写完整的病理申
请单

一、临床病理申请单的填写与标本送检

病理申请单包括患者姓名、性别、年龄、住院号和住院科室等基本信息；临床病史，影像学和实验室检查结果，手术所见，取材部位和数量，临床诊断等临床信息。如果患者以往做过病理诊断，需要提供相应的诊断、病理编号等信息。手术标本的离体时间和固定时间、是否有传染病等，也是重要的临床信息，必须认真填写，复查核对标本后送病理科。

病理标本的及时固定和送检对病理组织的观察及诊断有重要影响。常规固定液使用 4% 中性甲醛，固定液体积要达到固定组织的 5 倍以上，若组织漂浮在液体上则应在组织上覆盖厚厚的纱布。病理标本应置于专用容器，用专用标签标明患者的基本信息和标本部位、数量。标本固定后及时送病理科。

二、常规病理诊断

（一）标本的接收

1. 认真核对申请单与送检标本及其标签的一致性是病理科接收病理标本的重要环节，必要时应记录患者或患方有关人员的明确地址、邮编及电话号码，以便进行联络，并有助于随访患者。

2. 在已验收的申请单上注明验收日期并及时、准确编写病理号，逐项录入计算机管理系统。标本验收过程须有完整记录以便核对。

（二）标本的处理

1. 标本验收人员对已核对的标本酌情更换容器或补充足量的固定液；对于体积较大的标本应及时、规范地予以剖开，以便充分固定。

2. 标本的大体检查和取材是保证正确诊断的初始环节，病理医师根据临床医师提供的信息资料进行标本的大体检查，按照临床病理诊断取材规范要求的数量和部位进行取材。小块组织应避免挤压和遗漏，大块组织需根据肉眼判断典型病变部位，必要时可用染料进行部位的标识。

3. 取材过程中需再次进行标本的核对，全面、正确地描述送检标本肉眼观特征和病变特征，记录取材的部位和数量，并按照统一的编号进行标记。

4. 标本巨检和取材后剩余的组织 / 器官应置入适当容器内，添加适量 4% 中性甲醛并附相关

病理号和患者姓名等标志，然后按取材日期有序地妥善保存。一般至少要保存 2 周时间。

5. 废弃的标本需由有资质的部门进行统一的回收和处理。

（三）标本的制片

1. 取材标本一般经过自动脱水机完成水洗、脱水、透明、浸蜡等过程，然后进行包埋、切片和染色、封片。整个过程应符合临床病理操作规范，保持标本与编号的一致性。

2. 组织切片制备及其 HE 染色过程中使用的乙醇、丙酮、二甲苯、石蜡等为易燃、有毒物，必须由专人管理，放置环境应有良好的通风和消防设施。

（四）组织切片病理诊断和报告

1. 病理医师在对病理切片进行全面、细致的阅片后，结合临床资料、标本巨检，做出病理诊断或提出病理诊断意见（意向），清楚地书写于活检记录单的有关栏目中，并亲笔签名。对一些疑难病例，需通过免疫组织化学、特殊染色等辅助手段获取诊断帮助。

2. 病理诊断报告的表述包括大体描述、镜下描述和病理诊断。临床上可分为以下四类。

（1）Ⅰ类病理诊断：指取材部位、疾病名称、病变性质明确的病理学诊断。如"甲状腺乳头状癌"、"蜂窝织炎性阑尾炎"等。这类诊断可认为是明确的病理诊断。

（2）Ⅱ类病理诊断：原则上能确定病变的基本性质，但不能完全肯定或有所保留的诊断。主要由于病变不够典型或送检标本不理想的原因。常常在拟诊疾病 / 病变名称之前冠以诸如病变"符合为""考虑为""倾向为""提示为""可能为"之类的词语。这类报告对病变的性质尚未完全确定，临床医师对报告所称的疾病不能"深信不疑"，必须结合临床表现和各种辅助结果综合判断。必要时还需进一步采取其他手段明确疾病的最后诊断。如果病理报告所称的疾病与临床表现明显不符，应尽快反馈信息给病理医师，通过沟通讨论，考虑重新诊断。

（3）Ⅲ类病理诊断：亦称描述性病理诊断或有参考意义的病理诊断。送检标本的病理学检查不足以诊断某种疾病，仅能进行病变的形态描述。例如"送检淋巴结穿刺活检组织两小条。镜下见个别不完整的淋巴滤泡和滤泡外较多弥漫分布的中心母样细胞、免疫母样细胞，其意义未明。"

（4）Ⅳ类病理诊断：无法做出病理诊断，常因送检标本过于细小、破碎、固定不当、自溶、严重受挤压（变形）、被烧灼等，或由于送检标本为血块、坏死组织、纤维结缔组织等，无法做出疾病诊断。这类诊断对临床无帮助，需要重新取活检送标本。

临床医师应重视和理解上述四种类型的病理诊断，读懂不同类型病理诊断中病理医生用词所传递的信息。

三、快速病理诊断

手术中病理诊断（intraoperative pathologic diagnosis）是临床医师在实施手术过程中，就与手术方案有关的疾病诊断问题申请病理医师快速进行的急会诊，包括冷冻切片（frozen section）、快速石蜡切片和手术中细胞学诊断，其中以冷冻切片应用最多。

1. 手术中冷冻切片

（1）适用范围：需要确定病变性质（如肿瘤或非肿瘤 / 良性肿瘤或恶性肿瘤等）以决定手术方案的标本。了解恶性肿瘤的扩散情况，包括肿瘤是否浸润相邻组织、有无区域淋巴结转移等。

确定肿瘤部位的手术切缘有无肿瘤组织残留。确认切除的组织，如甲状旁腺、输卵管、输精管及异位组织等。

（2）慎用范围：涉及截肢和其他会严重致残的根治性手术切除的标本。需要此类手术治疗的患者，其病变性质宜于手术前通过常规活检确定。

（3）不宜应用范围：疑为恶性淋巴瘤，检材长径≤0.2 cm 的标本，术前易于进行常规活检者，脂肪组织、骨组织和钙化组织，需要依据核分裂象计数判断良性、恶性的软组织肿瘤，主要根据肿瘤生物学行为特征而不能依据组织形态判断良性、恶性的肿瘤，已知具有传染性的标本（如结核、病毒性肝炎、艾滋病等）。

2. 手术中冷冻标本的处理

图 14-2
冷冻切片与石蜡切片对照

病理科验收快速活检申请单和标本后，立即进行标本的巨检、取材和记录。主持快速活检的病理医师应参与标本的巨检和取材，选取具有代表性的病变组织 1～2 块，需要时，增加取材块数。完成冷冻 HE 染色切片制备的时间应在 20 min 以内。冷冻切片后剩余的冷冻组织和冷冻切片取材后剩余、未经冷冻的组织均应保存，用以制备常规石蜡切片，以便与冷冻切片进行对照观察。

3. 手术中快速活检会诊意见及其签发

根据手术中快速冷冻标本得出的病理诊断视为临床医师邀请病理医师做出的会诊意见，宜由两位中／高级职称的病理医师共同签署病理诊断意见。快速活检诊断意见一般在收到送检标本后 30 min 内发出；对于难以即时做出快速诊断的病变（如病变不典型、交界性肿瘤病变或送检组织不足以明确诊断等），主检病理医师应向手术医师说明情况，恰如其分地签发病理诊断意见或告知需要等待常规石蜡切片进一步明确病理诊断。快速活检病理诊断意见应以文字形式报告。当冷冻切片病理诊断意见与常规石蜡–HE 切片的病理诊断不一致时，病理诊断一般应以石蜡–HE 切片诊断为准。

4. 手术中冷冻切片检查注意事项

（1）手术中冷冻切片检查要求病理医师在很短时间内，根据对切除标本的巨检和组织块快速冷冻切片的观察，向手术医师提供参考性病理诊断意见，由于组织未得到充分有效的固定、脱水及切片较厚等原因，与石蜡切片病理诊断的准确率有一定的差距，一般仅限于良性、恶性的鉴别。与常规石蜡切片的病理诊断相比，手术中冷冻切片检查具有更多的局限性和误诊的可能性，误诊率达 5% 以上。有的病例难以快速诊断，需要等待常规石蜡切片进一步明确诊断。

（2）手术中冷冻切片检查需要临床医师与病理医师间的密切合作。主持手术的临床医师应在手术前一天向病理科递交手术中冷冻切片检查申请单，填写患者的病史，重要的影像学、实验室检查结果和提请病理医师特别关注的问题等。

（3）手术中冷冻切片检查的手术标本在切除后应立即送到病理科，并注明手术的部位，重点部位应做标记或加以说明。同时手术标本应保持新鲜，不要加用固定液或用含水溶液清洗，以免影响制片和诊断。

图 14-3
细胞图片

四、细胞病理学诊断

细胞病理学诊断亦称细胞病理学检查，是诊断病理学的重要组成部分，是临床上采集的细胞学标本通过涂抹、推片、印片等方法将细胞均匀分布在玻片上，染色后观察细胞的结构和形态进行病理诊断的一种方法。细胞病理学检查目前主要应用于肿瘤的诊断，也可用于某些疾病的检查及诊断，如对各种脏器的炎性疾病的诊断及激素水平的判断。质量好的细胞制片要做到厚薄适当、细胞分布均匀、无细胞变形。近年来液基薄层细胞制片方法得到较广泛的应用，可有效去除黏液，保存有效细胞。细胞制片一般用 95% 的乙醇固定，细胞制片染色最基本的是巴氏染色，也可用 HE 染色。血液、骨髓细胞的染色常用瑞氏 – 吉姆萨染色。

（一）细胞病理学切片的制作

1. 细胞病理学诊断申请单的填写及标本的验收、编号和登记与常规病理组织学诊断的过程相同。用于细胞学检查的标本必须新鲜，应在取材后尽快进行涂片和染色。

2. 将检材涂布于载玻片的右（或左）2/3 处，另 1/3 部位粘贴标签。单向涂布检材，避免细胞变形。均匀涂布检材，涂片厚薄适当。红细胞过多的涂片，可酌情进行溶解红细胞的处理。

3. 临床上常采用棉签或针头将标本单向、均匀地涂抹于载玻片上的涂抹法；一滴检材置于一张载玻片上，再用另一张载玻片叠加其上并予轻压，将两张载玻片朝反向拉动，从而获得两张涂片的拉片法；将一滴检液置于载玻片的右端，再用另一张窄边、光滑的载玻片作为推片，以与滴液载玻片成 40° 夹角自右向左匀力推动检液，形成涂片的推片法。近年来，自动化的液基细胞涂片已广泛应用于临床。

（二）细胞病理学诊断报告书基本类型

通过各种方式采集的细胞学标本经细胞学技术制作成细胞涂片，染色后在显微镜下观察、诊断。受标本来源、处理过程、病理医师经验等因素的影响，细胞病理学检查结果的表达方式有两种类型：

1. 直接描述性诊断　用于疾病分类的诊断。

Ⅰ类：对某种疾病或病变做出肯定性诊断。

Ⅱ类：不同程度的倾向性诊断。

Ⅲ类：形态学描述。

Ⅳ类：无法做出诊断。

2. 间接分级性诊断　根据瘤细胞的异型性推测其恶性程度。

Ⅰ级：未见恶性瘤细胞。

Ⅱ级：查见核异质细胞。

　Ⅱa级：轻度核异质细胞。

　Ⅱb级：重度核异质细胞。

Ⅲ级：查见可疑恶性肿瘤细胞。

Ⅳ级：查见高度可疑恶性肿瘤细胞。

Ⅴ级：查见恶性肿瘤细胞。

五、病理学检查的局限性

病理诊断在临床诊断中被视为"金标准"，具有一定的权威性。但由于生命现象的复杂性，疾病状态下组织和细胞形态变化的复杂多样性，不同性质病变形态的相似性，以及受病理医师的经验限制等多种原因，病理学检查在临床工作中不一定能达到预期结果。一方面，病理诊断以形态学为基础，虽有一定的诊断标准，但病理医师的观察、分析判断会受经验和主观随意性的影响。另一方面，疾病发展的不同阶段，其形态改变不尽相同或不典型，会影响到病理诊断的准确性。对于疑难病例，特别是不典型病变或交界性病变，病理医师对病理诊断会出现不同看法，此时需与临床医师共同研讨确定诊断。当病理诊断和临床诊断不相符或临床医师对病理诊断有疑问时，临床医师应尽快与病理医师取得联系，共同会诊。必要时再次取材或再次切片，避免或减少差错。一些难诊断的病例最后常需要经过随访、观察，然后确立诊断。

在细胞病理学检查中，有假阴性和假阳性病例存在。假阴性是指在恶性肿瘤患者的有关标本中未能查见恶性肿瘤细胞。假阴性率一般约为 10%。因此，当临床表现为恶性肿瘤或高度疑似恶性肿瘤时，不能根据阴性细胞学检查报告而轻易否定恶性肿瘤的诊断，应多次送检。假阳性是由于细胞形态的复杂多变，有时在非恶性肿瘤患者的有关标本中查见"恶性肿瘤细胞"，即出现假阳性。假阳性率通常 ≤1%。对于临床上未考虑为恶性肿瘤患者的阳性细胞学诊断应持慎重态度，一般需做复查；对细胞学阳性结果且临床或肉眼形态疑为恶性肿瘤的患者，在治疗之前一定要做组织学活检来验证细胞学诊断，或结合其他指标做综合考虑。

六、病理实验室生物安全

病理实验室是开展临床病理诊断和病理学实验的重要场所，所接触的生物学标本都具有潜在的病毒、细菌及有害物质感染和传播的可能性，在标本固定、制片过程中也会运用到各种有毒、有害化学物品，因此，病理实验室生物安全是从事病理临床工作和实验室工作人员必须掌握和熟悉的内容。

1. 自我防护意识。要养成和重视工作区域安全防护的习惯，处理任何标本和使用器具时都要小心，保护自身安全。在各项工作起始阶段和结束阶段都要采取必要的清洗、消毒措施。

2. 使用过的器具应有专门的消毒和保存容器，由专人负责，检材剩余的标本除按规定保存外，应与一次性用具、废液一起弃入标有生物危害标志的专用容器，并有专人负责处理，标本和废液应由有资质的专业部门进行回收处理。

3. 工作区域应有较好的通风设施，并定期进行专业的空气质量检测。从事病理实验室工作的人员需定期体检。

（李艳菇　韦花媚）

数字课程学习……

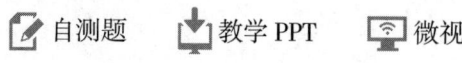

自测题　　教学 PPT　　微视频

主要参考文献

[1] 来茂德，申洪. 病理学 [M]. 2版. 北京：高等教育出版社，2019.

[2] 王连唐. 病理学 [M]. 3版. 北京：高等教育出版社，2018.

[3] 步宏，李一雷. 病理学 [M]. 9版. 北京：人民卫生出版社，2018.

中英文名词对照索引